G. S. Kienle

Der *sogenannte* **Placeboeffekt**

Der *sogenannte* Placeboeffekt

Illusion, Fakten, Realität

Gunver Sophia Kienle

Geleitwort von
Prof. Dr. Joachim Hornung

Mit 11 Tabellen

Schattauer Stuttgart New York

Gunver Sophia Kienle
Muselgasse 10
79112 Freiburg

Die Deutsche Bibliothek – CIP-Einheitsaufnahme

Kienle, Gunver S.:
Der *sogenannte* Placeboeffekt : Illusion, Fakten, Realität ;
mit 11 Tabellen / G. S. Kienle. – Stuttgart ; New York :
Schattauer, 1995
ISBN 3-7945-1687-7

Printed in Germany

Umschlaggestaltung: Bernd Burkart
Druck und Einband: Allgäuer Zeitungsverlag GmbH, Kotterner Straße 64, 87435 Kempten/Allgäu
Gedruckt auf chlor- und säurefrei gebleichtem Papier.

ISBN 3-7945-1687-7

Geleitwort

Es ist erstaunlich, wie wenig sicheres Wissen wir über Placebos haben. Trotz einer großen Zahl von Publikationen zu diesem Thema ist vieles unklar und kontrovers. In dieser Lage bringt Gunver S. Kienle durch ihre hervorragende Arbeit Licht in das Dunkel. Die besonderen Merkmale dieser Arbeit sind: Klarheit der Begriffe, präzises Denken und genaue Erfahrung des zugrundeliegenden empirischen Materials. Damit ist ein guter Ansatz gegeben für die weitere Forschung, in welcher eine saubere Empirie und eine stringente Theorie unbedingt zusammengehören.
Gunver S. Kienles Arbeit hat aber noch eine weitere Bedeutung. In der Methodologie klinischer Therapieprüfungen ist eine innovative Grundlagenforschung notwendig, um Alternativen zu dem Dogma der randomisierten Doppelblindstudie aufzuzeigen und zu etablieren. Auch in diesem größeren Zusammenhang ist eine solide Kenntnis des Placebophänomens unerläßlich.

Prof. Dr. Joachim Hornung
Universitätsklinikum Benjamin Franklin
Freie Universität Berlin

Vorwort

Vom Placeboeffekt geht eine große Faszination aus, die gerade in jüngster Zeit viele Wissenschaftler, Ärzte und Laien bewegt. Mir erging es nicht anders. Um so überraschender war für mich zuletzt das Ergebnis der hier vorgelegten Untersuchung: Erstens werden viele andere Phänomene fälschlich dem Placeboeffekt zugerechnet. Zweitens ist die wissenschaftliche Basis für die Existenz des Placeboeffekts, zumindest in der hier untersuchten klassischen Placeboliteratur, nicht vorhanden.

Mein besonders herzlicher Dank gilt Herrn Prof. Dr. J. Hornung und Herrn Dr. med. H. Kiene für die Unterstützung bei der Anfertigung dieser Arbeit.

Freiburg im Breisgau, Februar 1995 Gunver Sophia Kienle

Inhaltsverzeichnis

I. Einführung und Fragestellung

1. Einführung

Im Jahre 1945 veröffentlichte Perry Pepper "A note on the placebo" und beklagte, daß es in der gesamten vorangegangenen medizinischen Literatur keine einzige Publikation gebe, die dem Placebophänomen gewidmet sei [Pepper 1945]. Der Effekt dieser kurzen Notiz war und ist beeindruckend. Sie gab den Anstoß für die Cornell Conference von 1946 ("The Use of Placebos in Therapy"), durch die der Placebogedanke breit an die Öffentlichkeit gebracht wurde. E.F. DuBois bezeichnete damals die Placeboforschung als den wichtigsten Schritt in der wissenschaftlichen Medizin: "As a matter of fact, I think we can show that the study of the placebo is the most important step to be taken in scientific therapy" [Conferences on Therapy 1946].

Schlagartig kam es daraufhin zu einer weltweiten Beachtung des Placebophänomens: "A curious phenomenon occurred in 1946. The concept of placebo and the procedure of using it which had existed in medicine for centuries in a rather subdued fashion, suddenly burst into methodological and experimental prominence with the explosive brilliance of a supernova" [Lehmann 1964].

Im Jahre 1955 veröffentlichte schließlich H.K. Beecher "seinen aufsehenerregenden Bericht unter dem Titel 'Das allmächtige Placebo'" [Schindel 1967]. In dieser Arbeit mit dem Originaltitel 'The Powerful Placebo' hat Beecher "als erster systematische Placebokontrollen vorgenommen" [Gross & Beecher 1984]. "Auf Grund der Zusammenstellung, die Beecher anhand von 15 mit reinen Placebos kontrollierten Studien vorgenommen hat, ist mit einer Wirksamkeit von 35,2 ± 2,2% zu rechnen" [Gross & Beecher 1984]. Bei 35% aller Patienten könne das Therapieziel mit einer Placebogabe zufriedenstellend erreicht werden. – Seither gilt die Placebo-Wirksamkeit in dieser Höhe von 35% als "well established" [Lehmann 1964].

Seit jenen Jahren hat das Schrifttum zum Placeboeffekt exponentiell zugenommen: Es wurden toxische Placebo(neben)wirkungen beschrieben [Wolf & Pinsky 1954, Pogge 1963, Meyer & Kindli 1989], Placeboreaktoren (d.h. Patienten, die auf Placebo reagieren) untersucht [Fisher 1967], die sogenannten Placebofaktoren analysiert [Netter 1986] und Placebo-Arzneimittel- Interaktionen erforscht [Schachter & Singer 1962, 1964; Dinnerstein et al. 1966; Dinnerstein & Halm 1970; Frank 1982]. Besondere Bedeutung gewann das Placebo für die Wirksamkeitsbeurteilung von Arzneimitteln. Es wurde die Methode der placebokontrollierten Doppelblindstudie als "gold standard" [Feinstein 1984] der Arzneimittelprüfung entwickelt: "Das Placebo stellt im klinisch-pharmakologischen Versuch das Herzstück einer experimentellen Kontrollprozedur dar, die sehr prägnant und von hoher experimenteller Eleganz ist" [Engel 1986].

Trotz dieser weitgespannten Placeboforschung und der wichtigen Funktion des Placebos schrieb allerdings W.Forth: "Meiner Ansicht nach ist das Placeboproblem eines der schwierigsten in der Therapieforschung überhaupt" [Forth 1986].

2. Problematik

"Die Ergebnisse dieser Placebountersuchungen", so schrieb F. Hoff zu den ausgeprägten Placeboeffekten, "sind im ganzen unbestreitbar" [Hoff 1961]. Im Widerspruch hierzu schrieben aber W. Meister und J. Niebel: "Ein überzeugender Wirksamkeitsnachweis der Placebotherapie selbst wurde noch nie geführt" [Meister & Niebel 1986]. Zwei sehr gegensätzliche Auffassungen!

Auf ähnlich gegensätzliche Auffassungen war G. Langer gestoßen. Mit Bezug auf H.K. Beecher und A.K. Shapiro schrieb er: "So haben zwei *führende* Vertreter der Placeboforschung die Placebowirkungen einerseits als 'powerful', andererseits als 'minimal' bezeichnet" [Langer 1987].

Auch W. van Eimeren sah Widersprüchliches und Problematisches, als er 1986 sagte: "Es gibt heute alles, was das Herz begehrt, als Placebo-Effekt beschrieben: Tumoren gehen zurück, Dosis-Wirkungs-Beziehungen werden beobachtet, ja sogar kumulative und Carry-over-Effekte" [Eimeren, van 1986]. Andererseits wies er aber auch auf folgendes hin: "Soweit mir Zusammenstellungen über Placebo-Effekte zugänglich waren, wiesen alle deutliche Schwächen auf ... Was immer wir zu wissen glauben: Unsere Vorstellungen über das Placebo ruhen mitnichten auf einer empirischen Belegung der Präzision, wie wir sie gerade für die Verwendung von Placebos uns vorzutäuschen belieben" [Eimeren, van 1986].

Noch weiter ging Gerhard Kienle: "Im übrigen bin ich gegenüber den hohen Placeboraten sehr skeptisch ... Ohne genauere Analyse glaube ich diese Placebo-Zahlen nicht ... Ich meine, daß die Irrtumsmöglichkeiten beträchtlich sind ... Ich möchte hier ... in Frage stellen, ob diese immer wieder angegebenen Placeboquoten in der Wirklichkeit stimmen, oder ob da nicht erkannte Täuschungsfaktoren enthalten sind" [Kienle 1979]. "Wenn zwischen 4 und 86% der Patienten bei Schmerzzuständen auf Placebo reagieren, so widerspricht das der praktischen klinischen Erfahrung. Wer die verzweiflungsvolle therapeutische Situation einer Trigeminusneuralgie kennt oder Patienten mit schweren Lumbalgien, Spondylolisthesis etc. behandeln muß, würde gerne einmal den Behandlungserfolg jener Autoren reproduzieren, die bei Schmerzzuständen Erfolgsquoten bis zu 86% durch Placebo publizieren ... Eine Möglichkeit der großen Streuung der Placeboeffekte liegt in der fehlenden Berücksichtigung des Zeitfaktors, aber auch dies erklärt noch nicht alles" [Kienle 1974].

Ausgerechnet der **Zeitfaktor** des Placeboeffekts ist aber bislang nur mangelhaft berücksichtigt. So beklagte z.B. W. Janke: "Leider liegen zur Zeitkonstanz der Placeboreaktion nur einige wenige Untersuchungen vor, die immer wieder zitiert werden, obwohl sie entweder schlecht oder zu begrenzt sind" [Janke 1986].

Alle diese Feststellungen umreißen ein Problem der Placeboforschung:

- Der empirische Beleg des Placeboeffekts läßt die notwendige Präzision vermissen.
- Die hohen Placeboquoten sind unglaubwürdig und möglicherweise vor allem durch die fehlende Berücksichtigung des Zeitfaktors vorgetäuscht.
- Es ist ausgerechnet der Zeitfaktor der Placeboreaktion bisher kaum untersucht.

Wegen dieser Problematik hat die Autorin der hier vorliegenden Arbeit jene "wesentlichsten amerikanischen Placeboarbeiten" [Clauser 1960], nämlich H.K. Beechers Publikation "The Powerful Placebo" aus dem Jahre 1955 sowie die ihr zugrundeliegenden Studien im Hinblick auf den Zeitverlauf des Placeboeffekts durchgesehen. Dabei ergab es sich allerdings, daß diese ursprüngliche Fragestellung aus folgendem Grund fallengelassen werden mußte:

Es wurde – zur eigenen Überraschung – festgestellt, daß es in keiner dieser Studien einen triftigen Grund gab, die Existenz eines "therapeutischen Placeboeffekts" (einer "therapeutic effectiveness", wie Beecher [1955] es bezeichnet hatte) anzunehmen. Es gab in diesen Studien unterschiedlichste andere Phänomene, aber mit großer Plausibilität *keine* Placeboeffekte.

> Diese vorerst nur oberflächliche Beobachtung führte zu der Arbeitshypothese,
>
> - daß der sogenannte Placeboeffekt in jenem Maße, wie es seit Beecher stets angenommen wurde, möglicherweise eine medizinhistorische Illusion ist,
> - und daß dieses Ausmaß des Placeboeffekts in Wirklichkeit durch unterschiedlichste Faktoren vorgetäuscht wird.

Um diese Hypothese exemplarisch zu überprüfen, wurden die von H.K. Beecher in "The Powerful Placebo" zusammengestellten Studien sorgfältig und detailliert analysiert. Die Analyse und ihre Auswertung sind der Inhalt der hier vorliegenden Untersuchung.

3. Fragestellung

> Die Fragestellung der vorliegenden Arbeit lautet:
>
> 1. Ist das Auftreten des Placeboeffekts in jenen Studien belegt, die H.K. Beecher in "The Powerful Placebo" (1955) zusammenstellte?
> 2. Falls nein, welche Faktoren können das Auftreten eines Placeboeffekts vortäuschen?

II. Definition, Material und Methode

1. Definition von Placebo und Placeboeffekt

Die wichtigsten Definitionen der Begriffe des Placebos und des Placeboeffekts stammen von Shapiro [1964, 1978], Brody [1980], Peek [1977], Grünbaum [1985], und Hornung [1994]. Die bekannteste dieser Definitionen ist die von Shapiro aus dem Jahre 1964:

"A *placebo* is defined as any therapeutic procedure (or that component of any therapeutic procedure) (1) which is given deliberately to have an effect, or (2) which unknowingly has an effect, on a patient, symptom, disease or syndrome, but which is objectively without specific activity for the condition being treated. The placebo is also used to describe an adequate control in experimental studies.
A *placebo effect* is defined as the changes produced by placebos."

An dieser Definition kann man kritisieren, daß natürlich jeglicher Effekt – und eben auch ein Placeboeffekt – objektiv und spezifisch ist. Ähnliche Schwachpunkte haben alle bisherigen Placebodefinitionen. Sie wurden deshalb in der Literatur heftig diskutiert, ohne daß man aber zu einer befriedigenden Lösung gekommen wäre. Eine besondere Schwierigkeit bietet die Definition des Placebobegriffs dadurch, daß ein Placebo einerseits unwirksam sein muß (sonst wäre es kein Placebo), andererseits aber wirksam sein soll (sonst gäbe es keinen Placeboeffekt).
Im übrigen wird es aus folgenden Gründen wahrscheinlich nie eine endgültige Definition geben:
Ein Begriff wird durch weitere Begriffe definiert, diese Begriffe müssen aber selbst erst durch wiederum weitere Begriffe definiert werden und so weiter. Letztlich endet deshalb jede Begriffsdefinition in einem infiniten Regreß, einem Zirkelschluß oder in einem willkürlichen Abbruch bei undefinierten Begriffen (entsprechend dem Münchhausen-Trilemma des kritischen Rationalismus [Albert 1968]).

Da es aus den genannten Gründen **keine endgültige und kritikimmune Definition** des Placebobegriffs geben kann, lehnt sich die vorliegende Arbeit an die oben genannte, bekannteste Definition von Shapiro ("objectively without specific activity") an.
Überdies ist das Thema dieser Arbeit nicht, wie ein *Placebo* erkennbar und gegenüber Nichtplacebos und Pseudoplacebos abgrenzbar ist, sondern wie ein Placebo*effekt* erkennbar ist.

Um einen Placeboeffekt als solchen anzuerkennen, ist die Erfüllung folgender Bedingungen notwendig:

1. Es muß überhaupt ein *Placebo* gegeben worden sein.
2. Das Phänomen muß ein *Effekt*, eine *Wirkung* der Placebogabe sein; d.h. es darf nicht sein, daß das Phänomen auch ohne Placebogabe zustandegekommen wäre.
3. Das Phänomen muß für die Besserung der Erkrankung oder Symptomatik relevant ein, d.h. es muß ein *therapeutisches* Phänomen sein.

2. Material

H.K. Beechers "The Powerful Placebo" aus dem Jahre 1955 ist die "klassische Arbeit" zum Placeboeffekt [Schindel 1967]. In dieser Publikation war das Ausmaß des Placeboeffekts erstmals zum Objekt statistischer Untersuchungen gemacht und mit einer Größe von 35,2 ± 2,2% quantifiziert worden. (Das heißt, es wurde ein zufriedenstellender therapeutischer Erfolg durch Placebobehandlung bei 35,2 ± 2,2% der Patienten bestimmt.) Es handelt sich um die meistzitierte Placebopublikation, ja um eine der meistzitierten Arbeiten der medizinischen Literatur insgesamt. Es ist bis heute das klassische Referenzwerk der Placeboforschung. Laut A.H. Roberts hatte es Signalwirkung ("signal importance"), war bahnbrechend, einflußreich ("seminal and influential") und zweifellos verantwortlich dafür, daß die Doppelblindmethode der universale Standard für die Therapiebeurteilung wurde [Roberts et al. 1993]. Wegen dieser herausragenden Bedeutung ist "The Powerful Placebo" der hauptsächliche Gegenstand der vorliegenden Arbeit.
In "The Powerful Placebo" stellte Beecher die Ergebnisse aus 15 Studien mit insgesamt 1082 Patienten zusammen (s. Tab. 1).

Um im Kapitel IV der vorliegenden Arbeit darzustellen, welche Faktoren einen Placeboeffekt vortäuschen können, erwies es sich als sinnvoll, auch über Beechers Klassiker hinauszugehen und Beispiele aus anderen Publikationen hinzuzuziehen. Vor allem folgende weitere **Standardwerke der Placeboliteratur** wurden dabei zusätzlich berücksichtigt:

- Haas H, Fink H, Härtefelder G. Das Placeboproblem. In: Fortschritte der Arzneimittelforschung. Jucker E, Hrsg. Basel: Birkhäuser 1959; 279-454.
- Schindel L. Placebo und Placebo-Effekte in Klinik und Forschung. Arzneimittelforschung 1967; 17: 892-918.

Tab. 1. Zusammenstellung der 15 Studien zum Ausmaß des Placeboeffekts, nach H.K. Beecher "The Powerful Placebo" [1955].

Therapeutic Effectiveness of Placebos in Several Conditions				
Condition	**Study**	**Placebo**	**Patients No.**	**% Satisfactorily relieved by a placebo**
Severe post-operative wound pain	Keats & Beecher, 1950	Saline	118	21
	Beecher et al., 1951	Saline	29	31
	Keats et al., 1951	Saline	34	26
	Beecher et al., 1953	Lactose	52	40
			36	26
			44	34
			40	32
	Lasagna et al., 1954	Saline	14	50
			20	37
			15	53
			21	40
			15	40
			15	15
Cough	Gravenstein et al., 1954	Lactose	22	36
			22	43
Drug-induced mood changes	Lasagna et al., 1955	Isotonic NaCl	20	30
			30	30
Pain from angina pectoris	Evans & Hoyle, 1933	Sodium bicarbonate	66	38
	Travell et al., 1949	"Placebo"	19	26
	Greiner et al., 1950	Lactose	27	38
Headache	Jellinek, 1946	Lactose	199	52
Seasickness	Gay & Carliner, 1949	Lactose	33	58
Anxiety and tension	Wolf & Pinsky, 1954	Lactose	31	30
Experimental cough	Hillis, 1952	Isotonic NaCl	1	37
Common cold	Diehl, 1933	Lactose	110	35
			48	35
			Total patients 1082	**Average relieved 35,2 ± 2,2%**

- Netter P, Classen W, Feingold E. Das Placeboproblem. In: Grundlagen der Arzneimitteltherapie – Entwicklung, Beurteilung und Anwendung von Arzneimitteln. Dölle W, Müller-Oerlinghausen B, Schwabe U, Hrsg. Mannheim, Wien, Zürich: Wissenschaftsverlag 1986; 355-66.
- White L, Tursky B, Schwartz GE. Placebo – Theory, Research, and Mechanisms. New York, London: The Guilford Press 1985; 1-474.
- Hippius H, Überla K, Laakmann G, Hasford J. Das Placebo-Problem. Stuttgart: Gustav Fischer 1986; 1-175.

3. Methode

Bei der hier vorgenommenen Analyse der von Beecher zusammengestellten Studien gelten die bereits im vorletzten Abschnitt ("Definition von Placebo und Placeboeffekt") beschriebenen **Bedingungen für das Anerkennen eines Placeboeffekts**: Es darf, wenn ein Placeboeffekt als solcher anerkannt werden soll, nicht sein, daß erstens *kein* Placebo gegeben wurde, daß zweitens das betreffende Phänomen *auch ohne* Placebogabe zustandegekommen wäre und daß es sich drittens *nicht* um einen *therapeutischen* Effekt handelt. Außerdem darf das Placebo, entsprechend Shapiros Definition, keine spezifische Wirksamkeit für die behandelte Symptomatik haben.

Da ansonsten für die Art der hier vorgenommenen Studienanalyse keine schematische Methodik existiert, gibt es auch keine methodischen Vorgaben für die Analyse. Genereller Einsatz von analytischem Verstand und medizinischem Grundwissen sind weitgehend die einzigen verfügbaren Hilfsmittel.

III. Analyse der Studien aus H.K. Beechers "The Powerful Placebo"

Studie Nr. 1
H.S. Diehl: Medicinal Treatment of the Common Cold, 1933

Die Studie von Diehl ist eine der ersten placebokontrollierten doppelblinden Therapiestudien, die je durchgeführt wurden. Ziel der Studie war, die Wirkung verschiedener Substanzen bei Erkältungserkrankungen ("common cold") zu prüfen: Kodein, Papaverin, Morphium, Dilaudid®, Opium, Acetylsalicylsäure, Acetphenetidin, Koffein, Ipecac, Natriumbikarbonat und Kombinationen dieser Substanzen.
Ort der Studie war der "Student Health Service" der Universität von Minnesota. Es nahmen weit über tausend Studenten an der Studie teil. Die Gesamtdauer der Studie betrug insgesamt 1 Jahr; es wurden allerdings nur in der Anfangsphase der Studie Placebos zum Vergleich eingesetzt.
Die untersuchten Erkältungskrankheiten wurden in 5 Rubriken unterteilt:

1. Akuter Schnupfen (d.h. seit längstens 4 Tagen; mit oder ohne Hals- oder Kopfschmerzen, Fieber o.ä.): 1039 Probanden, ca. 110 in der Placebogruppe.
2. Subakuter und chronischer Schnupfen (d.h. mukopurulent und/oder länger als vier Tage): 262 Probanden, 48 in der Placebogruppe.
3. Grippe.
4. Pharyngitis.
5. Andere.

Nur die Behandlung der ersten Untergruppe (akuter Schnupfen) wurde in der Diehl-Publikation ausführlich beschrieben.
Die Studenten, die wegen einer Erkältungskrankheit den "Student Health Service" aufsuchten, erhielten nach Anamnese und körperlicher Untersuchung zwei Tabletten, die sie am selben und am nächsten Abend einnehmen sollten. In der Anfangszeit der Studie handelte es sich um entweder zwei Morphiumtabletten oder zwei Placebotabletten. Im späteren Verlauf der Studie wurden die anderen Medikamente geprüft, aber keine Placebos mehr ausgegeben.
Die Studenten wurden angewiesen, Art und Dauer ihrer Beschwerden sowie deren Veränderungen während der folgenden Tage auf einer Karte einzutragen und die Karte an den Health Service zurückzuschicken. Zusätzliche Eigenbehandlungen wie z.B. Bäder, Gurgeln, Bettruhe oder diätetische Maßnahmen wurden den Studenten freigestellt.
Das Kriterium für die Arzneimittelwirkung war also die *persönliche Einschätzung* der Studenten; sie wurden nicht nochmals von einem Arzt untersucht.

Es wurde unterschieden zwischen *eindeutiger Besserung* ("definite improvement"), *fraglicher Besserung* ("questionable improvement") und *keiner Besserung* ("no improvement"). Bei der letztlichen Auswertung wurden nur die eindeutigen Besserungen berücksichtigt.

Ergebnisse der Studie in den Placebogruppen

Bei *akutem Schnupfen* gab es unter Placebo bei 35% der Studenten eine eindeutige Besserung, bei 31% eine fragliche Besserung und bei 34% keine Besserung.
Bei *subakutem und chronischem Schnupfen* ergab sich bei 35% der Studenten eine eindeutige Besserung, bei 31% eine fragliche Besserung und bei 34% keine Besserung.

Beechers Schlußfolgerung

Beecher gibt bei akuter Erkältung (110 Probanden) wie auch bei subakuter und chronischer Erkältung (48 Probanden) eine zufriedenstellende therapeutische Wirkung des Placebos bei 35% der Probanden an.

Kritik an Beechers 35%-Angabe

Es handelt es sich hier um eine Studie, die nicht zur Erforschung des Placeboeffekts angelegt war. Die Placebos wurden in dieser Studie als Kontrollsubstanzen gegeben, um anzuzeigen, welches Ausmaß der Verbesserung als spontane Rückbildung der Erkältung anzusehen sei: "...the inclusion of a control group served to indicate how much improvement should be considered as due to spontaneous recovery" [Diehl 1933]. Auch als 35% der Probanden unter Placebo eine Besserung zeigten, bekräftigte Diehl, daß er diese Besserung nicht als eine Wirkung des Placebos sah, sondern dem **Spontanverlauf** zuschrieb: "The proportion of good results (35%) reported after lactose is indicative of the spontaneous improvement in acute colds for which any medication that happens to be taken is given credit" [Diehl 1933]. – Festzuhalten ist also, daß Beecher etwas zu einem Placebo-"Effekt" umdeutet, das in der Originalpublikation als Spontanbesserung eingestuft wurde.

In der Tat ist es sehr wahrscheinlich, daß es sich hier *nicht um einen therapeutischen Effekt* der Placebos handelte:

- Daß ein akuter Schnupfen eine schnelle Selbstheilungstendenz entsprechend den Ergebnissen der Diehl-Studie hat (circa ein Drittel eindeutige Besserungen innerhalb von 6 Tagen), ist allgemein bekannt.
- Auch die Gruppen der sogenannten "subakuten" und "chronischen" Erkältungen enthielten kurzverlaufende und selbstheilende Verläufe. Erstens war die Forderung an die "chronische" Verlaufsdauer eher gering (wenigstens vier Tage), und zweitens fielen Patienten sogar bei noch kürzeren Verläufen in diese Gruppe, wenn dicker, gelblicher Ausfluß auftrat. Es gilt hier also dasselbe Argument wie für die Akutverläufe. Außerdem maß

Diehl als Autor der Studie den Ergebnissen dieser Gruppe ohnehin keine Bedeutung bei. Die Fallzahlen seien zu gering: "The actual percentages rated 'improvement' show considerable variability, but in view of the small numbers of cases on which these are based the differences are without significance"[Diehl 1933].

- Hinzu kommt, daß Diehl berichtet, es habe in der Anfangsphase der Studie eine Grippe- und Erkältungsepidemie gegeben, die sich durch eine besonders milde und kurze Verlaufsform ausgezeichnet habe. Gerade in dieser Anfangsphase wurden aber die Placebos ausgegeben. Dementsprechend fielen die Verläufe unter Placebo vergleichsweise gut aus. Diehl schrieb hierzu: "...since most of these infections were very mild and of short duration, the proportion of persons reporting definite improvement following the lactose tended to increase during this period" [Diehl 1933].
- Weiter ist zu berücksichtigen, daß den Studenten zusätzliche Eigenbehandlungen wie Bäder, Bettruhe, Gurgeln, diätetische Maßnahmen freigestellt wurden.
- Zu alledem bestand eine hohe Quote von Dropouts ("a considerable proportion" [Diehl 1933]) dadurch, daß Studenten die Karten nicht oder nur schlecht ausgefüllt zurückschickten. Diehl hielt einen Einfluß dieser Dropoutquote auf den Wirkungsvergleich seiner Prüfsubstanzen für unwahrscheinlich. Einen möglichen Einfluß auf das Ergebnis unter Placebo kommentierte er aber nicht, da dies ja nicht sein Studienthema war. Ein gewisser Einfluß auf die Placeboergebnisse ist aber durchaus wahrscheinlich, jedenfalls haben Patienten, die unter Placebo keine Besserung erfuhren, allen Grund, unzufrieden zu sein. Daß demzufolge ihre Kooperationsbereitschaft verringert war und gerade aus dieser Gruppe relativ viele ihre Dokumentationskarte nicht ausfüllten und zurücksandten, ist nicht unwahrscheinlich. Es kann so zu einer fälschlichen Aufwertung der Placebogruppe gekommen sein.

Faßt man die genannten Gesichtspunkte zusammen, so bleibt in der Studie keinerlei Anhaltspunkt, um von einem Placeboeffekt zu sprechen. Weitere Kritikpunkte, wie z.B., daß die gesamte Art der Datenerhebung in der Diehl-Studie sehr unzuverlässig war, müssen deshalb gar nicht erst genannt werden.

Zusammenfassung

Die Studie zeigt keinen Placeboeffekt. Folgende Faktoren täuschen den von H.K. Beecher behaupteten Placeboeffekt vor:

- Spontanverbesserung des Krankheitsverlaufs,
- Selektionseffekte,
- hohe Dropoutquote,
- Skalierungseffekte,
- begleitende Therapiemaßnahmen.

Darüber hinaus fehlen der Studie ohnehin folgende methodisch notwendigen Grundlagen für die valide Darstellung eines Placeboeffekts:

- eine zusätzliche Kontrollgruppe und
- eine kritische Überprüfung der Patientenangaben.

Studie Nr. 2
W. Evans, C. Hoyle: The Comparative Value of Drugs Used in the Continuous Treatment of Angina Pectoris, 1933

Auch die Studie von Evans und Hoyle ist eine der frühesten placebokontrollierten Studien. Sie wurde durchgeführt, um die Eignung einer breiten Palette von Medikamenten als Basistherapie bei Angina pectoris zu prüfen. ("The following drugs were tested: sodium nitrite, mannitol hexanitrate, erythrol tetranitrate, potassium iodide, luminal, chloral, morphine, papaverine, phenacetin, diuretin, calcium diuretin, euphyllin, belladonna, digitalis, lacarnol, and harmol.")

Bekannt war bereits damals, daß große Schwankungen im Spontanverlauf der Angina pectoris auftreten. Es wurden deshalb Placebos zur Kontrollbehandlung hinzugenommen*.

Durchgeführt wurde die Studie im "Cardiac Department" des London Hospital an 90 ambulanten Patienten, die klinisch unter Angina pectoris litten. Herzinfarktpatienten waren ausgeschlossen. Der Versuchsablauf wurde in der Publikation nicht explizit beschrieben, wohl weil er für die Patienten nicht einheitlich oder standardisiert war.

Um einen Ausgangswert (baseline) zu gewinnen, wurden die Patienten bei ihrem ersten Besuch im Krankenhaus zunächst für etwa 2 Wochen mit einem Placebopräparat behandelt. Danach kamen die Patienten alle 2 bis 4 Wochen in die Ambulanz, wobei je nach klinischer Symptomatik über die weitere Behandlung entschieden wurde. Diese Behandlung war sehr variabel. Nicht alle Patienten bekamen alle Präparate, außerdem wurden die einzelnen Präparate nicht gleich lang und nicht gleich häufig gegeben. Intermittierend wurde auch über eine oder mehrere Wochen mit Placebo behandelt. Die Placebobehandlung wurde allerdings bei Verschlechterung der Beschwerden abgebrochen (dieser Punkt ist für die Interpretation der Placebowirkung wichtig).

Insgesamt wurden 66 der 90 Patienten länger als 2 Wochen mit Placebo behandelt. Diese Patienten wurden für die Verlaufsbeurteilung herangezogen.

Die Dauer der Studie war 2½ Jahre. Die Beteiligungsdauer der einzelnen Patienten wird zwar nicht genannt, war aber sicherlich unterschiedlich.

---

* Es wurde Gentiana als sogenanntes *Pseudoplacebo* gegeben, d.h. ein Mittel, das möglicherweise für eine andere Indikation eine spezifische Wirksamkeit hat, nicht aber für die behandelte Symptomatik.

Zur Erfolgsbeurteilung wurden die Patienten angewiesen, ein *Tagebuch* zu führen und hierin Dauer, Stärke und Häufigkeit der Anfälle sowie der körperlichen Belastung zu notieren, ebenso ihre eigene Einschätzung, ob sich ihr Zustand verbessert oder verschlechtert habe.
Die Tagebucheintragungen der Patienten wurden in ein Schema mit 4 Kategorien übertragen: *starke Besserung* ("great improvement"), *mäßige Besserung* ("moderate improvement"), *keine Verbesserung* ("no improvement"), *Verschlechterung* ("worse"). Dabei waren die Ergebnisse unter Placebo wie folgt:

18 Patienten = 27,0% starke Verbesserung ("great improvement")
7 Patienten = 10,5% mäßige Verbesserung ("moderate improvement")
22 Patienten = 33,5% keine Verbesserung ("no improvement")
19 Patienten = 29,0% Verschlechterung ("worse")
66 Patienten = 100,0%

Beechers Schlußfolgerung

Beecher gibt eine zufriedenstellende therapeutische Wirkung der Placebos bei 38% der Patienten an. Diese Zahl ergibt sich, wenn man die Quote der starken Verbesserungen (27%) und die Quote der mäßigen Verbesserungen (10,5%) addiert.

Kritik an Beechers 38%-Angabe

Die Autoren (W. Evans und C. Hoyle) haben diese Untersuchung speziell als placebokontrollierte Studie durchgeführt, um den Fehler der vielen vorangegangenen Angina-pectoris-Studien zu vermeiden: nämlich die häufigen spontanen Besserungen, die im Rahmen der natürlichen Schwankungen des Krankheitsverlaufs auftreten, fälschlich als Arzneimittelwirkungen zu interpretieren ("we believe that this explains why most remedies have appeared to produce good results on occasions ... We have attempted to face this problem by introduction of control periods of treatment with a placebo" [Evans & Hoyle 1933]). Die Autoren der Studie gehen also selbst davon aus, daß die beobachtbaren Verbesserungen unter Placebo in erster Linie nicht Wirkungen der Placebos, sondern Spontanverbesserungen und -schwankungen widerspiegeln. – Die Aussage der Studienautoren steht also im Widerspruch zu Beechers Behauptung, das Placebo sei bei 38% der Patienten zufriedenstellend therapeutisch wirksam gewesen.
Zur Studie selbst ist zu sagen, daß sie kein festes Therapie- und Prüfkonzept hatte. Nicht klar ist, wann und warum welche Patienten welches Medikament bekamen. Zur intermittierenden Placebobehandlung wird lediglich gesagt, daß 66 der 90 Patienten 4 bis 26 Wochen mit Placebo behandelt wurden, teils über längere Perioden, teils in kurzen Sequenzen. Dabei wurde ein Placebo immer nur solange gegeben, bis erneut Angina-pectoris-Attacken auftraten und eine medikamentöse Behandlung erforderlich wurde ("In this event placebo treatment was continued until the attacks returned – when it became desirable to test other drugs"

[Evans & Hoyle1933]). Dadurch wurden also nur die Patienten mit Placebo behandelt, deren Beschwerden sich nicht verschlechterten oder sich ohnehin besserten.
Es ist klar, daß dieses Verfahren die "Erfolge" unter Placebo vergleichsweise ins Positive verfälschte. Derartige **systematische Verfälschungen**, so meinen die Autoren der Studie, seien auch die Ursache dafür, daß Verläufe unter Placebo meist besser waren als unter den geprüften Arzneimitteln. Drei weitere systematische Fehler können diesen Effekt verstärken, da die Placebos vor allem auch in den ersten zwei Wochen der Behandlung gegeben wurden:

- Patienten gehen meist an einem Gipfelpunkt ihrer Beschwerden zum Arzt; danach (also besonders auch während der ersten beiden Wochen) vermindern sich die Beschwerden häufig ohnehin.
- In der Anfangsphase der Behandlung beginnt die Betreuung durch die Ärzte und das Pflegepersonal, wodurch subjektiver Leidensdruck und Ängste gemildert werden. Der Patient kann sich aufgehoben fühlen; für die Angina pectoris ist dies nicht unwesentlich. Dieser psychische Faktor ist aber deutlich von einem Effekt des Placebos zu unterscheiden, denn dieser psychische Faktor tritt auch ohne Gabe des Placebos auf. Er ist kein Placeboeffekt und fällt nicht unter Beechers Rubrik des "Powerful Placebo".
- In der Anfangsphase der Behandlung beginnen außerdem die Patienten mit dem schriftlichen Dokumentieren ihrer Beschwerden. Es ist eine häufige Erfahrung der Kliniker, daß allein dieses schriftliche Dokumentieren bewirkt, daß die Patienten weniger Beschwerden angeben.

Dies alles sind Faktoren, die den "Erfolg" der Placebos ins Positive verfälschen. Nun stellt sich außerdem die Frage, wie groß dieser "Erfolg" überhaupt war.
Beecher schreibt, unter Placebo hätten 38% der Patienten eine zufriedenstellende Verbesserung erfahren. Dabei wurden aber nur einseitig die Verbesserungen berücksichtigt und die 29%-Verschlechterungsquote (s. obige Ergebnisliste) nicht erwähnt. Das Ausmaß der Spontanschwankungen wird nicht berücksichtigt. – Es bleibt also allenfalls eine Nettobesserung von 8,5%.
Doch auch diese 8,5% sind fraglich, denn die o.g. **Beurteilungskategorien** sind **asymmetrisch**. Auch sie verfälschen ins Positive. Sie enthalten zwei Verbesserungskategorien ("starke Verbesserung", "mäßige Verbesserung"), aber nur eine Verschlechterungskategorie ("Verschlechterung"). Außerdem ist die neutrale Kategorie ("keine Verbesserung") nur scheinbar, nicht aber wirklich neutral; sie müßte besser heißen: "keine Verbesserung, aber auch keine Verschlechterung". Insgesamt verleitet das Erhebungsschema der Evans-Hoyle-Studie dazu, relativ zu wenige Verschlechterungen und relativ zu viele Verbesserungen einzutragen. Das Schema müßte symmetrisch sein, wie z.B.:

– starke Verbesserung
– mäßige Verbesserung
– weder Verbesserung noch Verschlechterung

– mäßige Verschlechterung
– starke Verschlechterung

Berücksichtigt man die Verzerrung durch diese Beurteilungskategorien, so bleiben noch weniger als 8,5% Nettobesserung. Zuletzt ist der evtl. verbleibende kleine Rest durch die o.g. systematischen Verfälschungen (Placebobehandlung vor allem in der Anfangsphase, Abbruch der Placebobehandlung bei Verschlechterung) leicht erklärbar.

Fazit: Bei rund 1/3 der Patienten hat sich der Zustand gebessert, in 1/3 der Fälle blieb er gleich, bei 1/3 hat er sich verschlechtert. - Die Zahlen spiegeln deutlich die Spontanschwankungen im Krankheitsverlauf wider. Sie bieten keinen Beweis, noch nicht einmal einen Hinweis auf einen therapeutischen Placeboeffekt.

Zusammenfassung

Die Studie zeigt keinen Placeboeffekt. Folgende Faktoren täuschen den von H.K. Beecher behaupteten Placeboeffekt vor:

– Selektionseffekte,
– Spontanverbesserungen,
– einseitige Nennung der Verbesserungen bei Verschweigen der Verschlechterungen (Spontanschwankungen),
– hohe Dropoutquote,
– Skalierungseffekte.

Darüber hinaus fehlen der Studie ohnehin folgende methodisch notwendigen Grundlagen für die valide Darstellung eines Placeboeffekts:

– eine zusätzliche Kontrollgruppe und
– eine ausreichende Beschreibung des Studienaufbaus.

Studie Nr. 3
E.M. Jellinek: Clinical Tests on Comparative Effectiveness of Analgesic Drugs, 1946

In dieser Studie, so schreibt H.K. Beecher, habe man einen therapeutischen Placeboeffekt bei 52% der **Kopfschmerzpatienten** zeigen können.

Zu dieser Angabe gilt es folgendes zu bemerken:

In der Originalpublikation bezieht sich die Prozentrate (52%) nicht auf die Anzahl der *Probanden*, sondern auf die Anzahl der gesamten *Mittelverabreichungen*. Beechers Angabe ist demnach falsch.

Leider kann man die Originalpublikation nicht kritisch analysieren, da sie das Studiendesign nicht näher beschreibt, sondern auf eine spätere Publikation verweist: "A full account of the selection of subjects, type of records kept, instructions and mode of administration as well as psychological implications of experience with the placebo will be given elsewhere" [Jellinek 1946]. Eine Fußnote in der Publikation besagt: "To be published in The Journal of Psychology" [Jellinek 1946].

Bei einer Durchsicht der fünf Folgejahrgänge des Journal of Psychology ließ sich jedoch eine entsprechende Publikation nicht auffinden.** Es ist deshalb zu vermuten, daß die Publikation aus irgendwelchen Gründen unterblieb.

Folglich ist eine Analyse des evtl. Ausmaßes eines Placeboeffekts in der Jellinek–Studie nicht möglich. Deshalb fehlt allerdings auch die Basis für Beechers Angabe eines 52%igen Placeboeffekts.

Zusammenfassung

In der Publikation wurde das Studiendesign nicht beschrieben. Es fehlt deshalb die Grundlage für Beechers Behauptung eines 52%igen Placeboeffekts.

Studie Nr. 4
L. Gay, P. Carliner: The Prevention and Treatment of Motion Sickness, 1949

In dieser placebokontrollierten Doppelblindstudie wurde die **Wirkung von Dramamine bei Seekrankheit** untersucht. Die Umstände für die Studie waren ungewöhnlich, nämlich ein 11tägiger Truppentransport von New York nach Bremerhaven. 1366 Soldaten befanden sich an Bord des Transportschiffes, von denen 485 für die Studie eingeplant waren; weitere 195 wurden später noch zusätzlich einbezogen. Die Soldaten waren schriftlich über die Seekrankheit und über die Dramaminebehandlung informiert, wußten aber nicht, daß auch Placebos (Laktosetabletten) gegeben wurden.

Für die Interpretation der Studienergebnisse ist es wichtig zu wissen, daß die Fahrt in den letzten November- und ersten Dezembertagen stattfand, das Wetter sich verschlechterte, der Seegang stärker wurde und so die Erkrankungsgefahr mit zunehmender Fahrtdauer anstieg. Die Studie hat einen etwas komplizierten Aufbau; sie ist aber eine der sehr seltenen Studien, in denen es für die Placebobehandlung eine **Kontrollbehandlung (Nullbehandlung)** gibt.

** Es wurden durchgesehen:
- Journal of Psychology, Jahrgänge 1945 bis 1950.
- Author Index (1894 to 1955) and Psychological Abstracts (1927 to 1958). Compiled by the Psychology Library of the Columbia University. GK Mall, Boston 1966.
- Psychological Abstracts. Editor Outfit. Lancaster Pennsylvania. By the American Psychological Association. 1945-1949.

Aus diesem Grunde darf die Studie als interessant hervorgehoben werden. Sie erlaubt eine valide Aussage zum Ausmaß der Placebowirkung.

Es waren drei Aspekte der Behandlung der Seekrankheit, die in der Studie untersucht wurden:

- die prophylaktische Behandlung,
- die therapeutische Behandlung,
- die Behandlung von Rückfälligen (deren Behandlung nach vorangegangenem Erfolg wieder abgebrochen worden war).

Zu diesem Zweck hatte man geplant, die 485 Studienprobanden in vier Untergruppen aufzuteilen (später kam noch die Gruppe V mit 195 Soldaten hinzu):

- *Gruppe I(A)*
  Dramamine-Prophylaxe während der ersten 2 Fahrtage (134 Probanden).
- *Gruppe II(A)*
  Placebo-Prophylaxe während der ersten 2 Fahrtage (123 Probanden).
- *Gruppe III(B)*
  Keinerlei prophylaktische Behandlung; im Krankheitsfall *Dramamine-Behandlung* (129 Probanden).
- *Gruppe IV(B)*
  Keinerlei prophylaktische Behandlung; im Krankheitsfall *Placebo-Behandlung* (99 Probanden).
- *Gruppe V* (nachträglich gebildete Gruppe)
  Von den restlichen 881 Soldaten wurden während der Überfahrt 195 seekrank. Sie wurden sofort einer *Dramamine-Behandlung* unterzogen (195 Probanden).

Prävalenz der Seekrankheit in diesen Gruppen

- *Gruppe I(A)*
  Von den 134 Probanden wurde während der *Dramamine-Prophylaxe* kein einziger seekrank (0%).
- *Gruppe II(A)*
  Von den 123 Probanden wurden während der *Placebo-Prophylaxe* 35 seekrank (28,4 %).
- *Gruppe III(B)*
  Von den 129 Probanden, die keinerlei Prophylaxe erhielten (und für eine evtl. *Dramamine-Behandlung* vorgesehen waren) wurden innerhalb von 12 Stunden nach Abfahrt 15 seekrank (11,6%).

- *Gruppe IV(B)*
  Von den 99 Probanden, die keinerlei Prophylaxe erhielten (und für eine evtl. *Placebo-Behandlung* vorgesehen waren), wurden innerhalb von 12 Stunden nach Abfahrt 33 seekrank (33,3%).
- *Gruppe V* (nachträglich gebildete Gruppe)
  Von den restlichen 881 Soldaten wurden 195 seekrank (22,1%). Es wurde deshalb die Gruppe V gebildet. Diese 195 Soldaten wurden sodann mit Dramamine behandelt.

Behandlung der erkrankten Soldaten

- *Gruppe I(A)*
  Während der *Dramamine-Prophylaxe* war kein Soldat erkrankt (s.o.); entsprechend mußte vorerst keiner dieser Soldaten zusätzlich behandelt werden.
- *Gruppe II(A)*
  Während der *Placebo-Prophylaxe* waren 35 Soldaten erkrankt (s.o.). Diese 35 wurden mit Dramamine behandelt; nach 1 Stunde waren sie alle wieder gesund (100%).
- *Gruppe III(B)*
  In dieser Gruppe (keinerlei Prophylaxe) waren 15 Soldaten erkrankt. Unter *Dramamine-Behandlung* wurden 14 von ihnen innerhalb einer halben Stunde völlig, einer nur teilweise gesund (95-100%).
- *Gruppe IV(B)*
  In dieser Gruppe (keinerlei Prophylaxe) waren 33 Soldaten erkrankt. Unter *Placebo-Behandlung* wurden 19 von ihnen innerhalb 12 Stunden wieder gesund (58%). Der Zustand von 14 Soldaten verschlechterte sich unter der Placebobehandlung (42%). Sie wurden sodann mit Dramamine behandelt; ihr Zustand verbesserte sich daraufhin sofort (100%).
- *Gruppe V* (nachträglich gebildete Gruppe)
  In dieser Gruppe (ebenfalls keinerlei Prophylaxe) waren 195 erkrankt (s.o.). Sie wurden mit Dramamine behandelt, worauf sich bei 187 der Zustand sofort besserte (96%).

Rückfallquoten

- *Gruppe I(A)*
  Nach Beendigung der 100%ig erfolgreichen *Dramamine-Prophylaxe* wurden 41 Soldaten (30,5%) seekrank.
- *Gruppe II(A)*
  Die Originalpublikation von Gay und Carliner gibt keine Auskunft darüber, in welchem Prozentsatz nach Beendigung der *Placebo-Prophylaxe* Seekrankheit auftrat. (Vielleicht darf aus dieser Tatsache geschlossen werden, daß bei diesen Soldaten keine Seekrankheit mehr auftrat?) Eine andere wichtige Information wird aber mitgeteilt: In dieser Gruppe

mit Placebo-Prophylaxe befanden sich auch jene 35 Soldaten, die erkrankten und dann mit Dramamine behandelt wurden (s.o.). Diese nachträgliche Dramamine-Behandlung wurde dann in 3 Fällen wieder ausgesetzt, worauf alle 3 Soldaten (100%) einen Rückfall bekamen, der dann neuerlich mit Dramamine behandelt wurde und sich erneut innerhalb einer ½ Stunde beheben ließ.

- *Gruppe III(B)*
  Bei 8 der 15 Soldaten mit Dramamine-Behandlung wurde diese Behandlung versuchsweise ausgesetzt; alle 8 bekamen einen Rückfall (100%).
- *Gruppe IV(B)*
  Bei den 19 Soldaten, deren Zustand sich unter *Placebo-Behandlung* gebessert hatte, wurde das Placebo wieder abgesetzt. Kein einziger bekam nach Absetzen des Placebos einen Rückfall (0%). Anders war es aber bei jenen 14 Soldaten, deren Zustand sich unter Placebo-Behandlung verschlechtert hatte und die deshalb mit Dramamine behandelt wurden: In dieser Untergruppe wurde bei 3 Soldaten Dramamine wieder abgesetzt; alle drei bekamen einen Rückfall (100%).
- *Gruppe V* (nachträglich gebildete Gruppe)
  Bei allen 187 erfolgreich mit Dramamine behandelten Soldaten dieser Gruppe wurde die Behandlung wieder abgesetzt. Daraufhin trat bei 44 (26,6%) die Seekrankheit erneut auf. Diese 44 Rückfälligen wurden zwecks weiterer Erkenntnisgewinnung in zwei Gruppen aufgeteilt: 18 bekamen Dramamine, 26 Placebo. Interessant ist nun der weitere Verlauf unter Placebo. Nur bei zweien (8%) dieser 26 verbesserte sich der Zustand innerhalb von 24 Stunden, wogegen sich die übrigen beschwerten, daß die Kapseln sie nur kränker gemacht hätten. Ihnen wurde Dramamine verabreicht und gesagt, sie sollten am nächsten Tag wieder vorstellig werden und über den Erfolg berichten. 16 erschienen, von ihnen hatte sich nur bei einem der Zustand nicht innerhalb einer Stunde gebessert. Wegen des nahenden Endes der Schiffsreise war es nicht möglich, auch von den restlichen 8 Soldaten einen Bericht einzuholen.

Beechers Schlußfolgerung

Beecher sagt, es sei unter Placebos innerhalb von 30 Minuten nach Verabreichung eine vollständige Erleichterung eingetreten, und zwar in 58% der Fälle ("Gay and Carliner (1949) required, for a positive effect, complete relief of seasickness within 30 minutes of administration of the placebo" [Beecher 1955]).

Kritik an Beechers 58%-Angabe

Prophylaktische Wirkung der Placebos

Die Studienergebnisse erlauben keinen Schluß auf irgendeine prophylaktische Wirkung der Placebos. Zwar erkrankten in Gruppe II(A), d.h. unter Placebo-Prophylaxe, nur 28% der Soldaten, es liegt aber diese Zahl voll im Rahmen der Erkrankungsquoten der Gruppen ohne Prophylaxe: 11,6% (Gruppe III), 22,1% (Gruppe V), 33,3% (Gruppe IV). Von einer Placebo*wirkung* kann also keine Rede sein.

Hervorzuheben ist, daß man es hier mit einem der seltenen Fällen zu tun hat, in denen es eine Kontrollgruppe ohne jegliche Behandlung gab.

Therapeutische Wirkung der Placebos

Die Studienergebnisse erlauben keinen Schluß auf eine therapeutische Wirkung der Placebos im akuten Erkrankungsfall (Gruppe IV/B). Hier findet sich die 58%-Zahl, von der Beecher spricht. Nun besagt aber die Originalpublikation von Gay und Carliner, daß Besserungen in dieser Gruppe in einem Zeitraum von 12 (!) Stunden eingetreten seien. (Nebenbei bemerkt: Die Aussage Beechers, daß Gay und Carliner eine Erleichterung unter Placebo innerhalb von 30 Minuten angeben würden, ist also falsch.) Demgegenüber hätten sich die Dramamine-Erfolge stets innerhalb ½ Stunde oder 1 Stunde eingestellt. Dieser Unterschied ist ein deutliches Indiz dafür, daß die Placebos *keine Wirkung* hatten. Vielmehr haben sich die betreffenden Soldaten spontan an den Seegang adaptiert. Wie man z.B. bei H. Goethe und U. Schepers über "Kinetosen und Reisekrankheiten" [Goethe & Schepers 1985] nachlesen kann, können sich Seekranke rasch, also auch innerhalb von 12 Stunden, spontan an den Seegang adaptieren. Es dürfte sich also bei diesen 58% mit sehr großer Wahrscheinlichkeit nicht um Erfolge der Placebobehandlung gehandelt haben, sondern um spontane Zustandsbesserungen.

- Ein triftiges Argument für diese Sichtweise ist die Tatsache, daß kein einziger dieser unter Placebo genesenen Soldaten nach Beendigung der Placeboeinnahme einen Rückfall erlitt, obwohl der Seegang im Verlauf der Reise stark zunahm. Demgegenüber waren die Dramamine-behandelten Soldaten nach Absetzen der Medikation fast ausnahmslos rückfällig (in 4 Gruppen komplett, in einer Gruppe teilweise). Man muß also annehmen, daß jene unter Placebo genesenen Soldaten nicht rückfällig wurden, weil sie echt adaptiert waren.
- Ein weiteres Argument findet sich in der nachträglich gebildeten Gruppe V. Hier wurden die Rückfälligen (26 Soldaten) teilweise mit Placebos behandelt. Bei lediglich 2 dieser 26 trat eine Besserung ein, und zwar eben wieder erst in einem großen, zur Spontanadaption ausreichenden Zeitraum (24 Stunden; s.o.). Die anderen 24 Soldaten beschwerten sich, daß die Medikamente sie nur kränker machten. – Also wieder keine Placebowirkung!

Zusammenfassung

Die Studie zeigt keinen Placeboeffekt. Folgende Faktoren täuschen den von H.K. Beecher behaupteten Placeboeffekt vor:

- Spontanverbesserungen,
- Gewöhnungseffekte.

Außerdem gibt Beecher Daten der Studie falsch wieder.

Studie Nr. 5
J. Travell, S.H. Rinzler, H. Bakst, Z.H. Benjamin, A. Bobb: Comparison of Effects of Alpha-Tocopherol and a Matching Placebo on Chest Pain in Patients with Heart Disease, 1949

Ziel der Studie war die placebokontrollierte Untersuchung der Wirksamkeit von Alpha-Tocopherol (Vitamin E) auf Brustschmerzen bei Patienten mit koronarer oder hypertensiver Herzerkrankung.

Die untersuchten Brustschmerzen waren bei 75% der Patienten vom Typus des belastungsabhängigen Angina-pectoris-Anfalles. Bei 25% der Patienten handelte es sich um einen Dauerbrustschmerz, den man als einen durch Koronarminderperfusion verursachten Spasmus der Brustmuskulatur interpretierte und "somatic component" nannte. Letzteres betrachteten die Autoren als untypisch für Angina pectoris, da belastungsunabhängige Dauerschmerzen bestanden, die nicht durch Nitrate oder Ruhe gebessert wurden. Bei diesen Patienten besteht also, wenigstens rückblickend, Zweifel an der kardialen Genese ihrer Beschwerden.

Durchgeführt wurde die Studie mit 41 ambulanten Patienten. Nach klinischen Parametern wurden "matched pairs" gebildet und diese per Randomisation in zwei Gruppen geteilt: eine Gruppe (19 Patienten) sollte mit Alpha-Tocopherol, die andere Gruppe (19 Patienten) mit Placebo behandelt werden. (3 Patienten fielen aus der Studie heraus.)

Patienten und untersuchender Arzt wurden verblindet. Die Dauer der Behandlung betrug durchschnittlich 16 Wochen.

(Für die Interpretation der Studienergebnisse im Hinblick auf einen möglichen Placeboeffekt ist es wichtig zu wissen, daß während der Studie eine vorbestehende Therapie mit Nitroglyzerin und Digitalis fortgeführt wurde, und zwar auch bei den Placebopatienten.)

In die Auswertung gingen ein:

- eine Beurteilung durch den jeweiligen Patienten selbst und
- ein Belastungstest ("Master two-step technic").

Die beiden Parameter stimmten häufig nicht überein. Untersucht wurden die Patienten (inklusive körperlicher Untersuchung und EKG) in 2wöchigen Abständen.

Bei 7 Patienten unter Alpha-Tocopherol und bei 5 Patienten unter Placebo ergaben sich Besserungen. Die Besserungen sind in Tabelle 2 dokumentiert.
Pathologische EKG-Veränderungen (bei 11 Patienten der Placebogruppe und bei 8 Patienten der Verumgruppe) verbesserten sich in keinem Fall.

Tab. 2. Positive Behandlungsverläufe unter Alpha-Tocopherol und Placebo bei Angina pectoris, zitiert nach Travell et al. [1949].

Type of chest pain	Patient's statement: basis of improvement	Change in exercise tolerance after medication
Alpha-Tocopherol		
Effort angina	Can now walk 6 or 8 blocks without pain, formerly 2 blocks	- 70
Effort angina	Now walks same distance as before medication, but pain is less severe	- 12
Effort angina	Can walk much further without pain, now 46 blocks, formerly 2½ blocks	+ 6
Effort angina	Attacks occur less often now	- 5
Effort angina	Can continue walking a little distance after onset of pain, whereas before he had to stop at once	+ 20
Intermittent	Attacks now occur at longer intervals; pain just as severe during attacks.	Not done (leg pain)
Intermittent	Attacks occur less often and are less severe.	- 17
Placebo		
Effort angina	Can now walk 12 blocks without pain, formerly 2 blocks	+ 633
Effort angina	Attacks of pain are much less severe.	0
Effort angina	Can now walk 2 blocks without pain, formerly 1 block	Test refused
Intermittent	Chest pain is less severe	not done (leg pain)
Constant, effort angina	Constant chest pain is gone Pain occurs on walking as before	+ 200

Beechers Schlußfolgerung

Bei 26% der Patienten konnte durch die Placebogabe ein zufriedenstellender therapeutischer Erfolg erreicht werden.

Kritik an Beechers Angaben

Bei den 19 Patienten, die Placebo erhielten, galt der Zustand von 5 Patienten als gebessert (Schmerzlinderung durch Placebo). Dies entspricht den 26%, die Beecher nennt.

Dabei trat allerdings nur bei 2 dieser 5 Patienten eine signifikante Besserung im Belastungstest auf (die einzigen signifikanten Veränderungen in diesem Test in der gesamten Studie). Zu erwähnen ist, daß der Patient mit der deutlichsten (signifikanten) Verbesserung ein halbes Jahr vor der Studie einen Herzinfarkt erlitten hatte. Die Autoren der Studie interpretierten deshalb diese Verbesserung als Ausdruck der natürlichen, spontanen Rekonvaleszenz nach dem Herzinfarkt: "The patient ... had sustained an acute myocardial infarction 6 months before the first control exercise tolerance test, and it is probable that the final test, 5 months later, reflects merely the spontaneous improvement in myocardial function which often occurs during recovery from this acute episode." – Man kann also nicht von einem Effekt des Placebos sprechen.

Der andere Patient mit der signifikanten Verbesserung hatte anfangs einen schweren Dauerbrustschmerz. Dieser verschwand, es verblieb aber eine Belastungsangina: "This one ... had severe, constant chest pain which disappeared spontaneously and left him with effort angina alone." Es war also nicht zu einer Verbesserung einer Angina pectoris gekommen.

Beide Fälle können deshalb *nicht* als Effekt des Placebos auf Angina pectoris bezeichnet werden.

Es verbleiben somit nur noch drei Patienten mit geringfügigen, subjektiven Besserungen (wobei einer dieser Patienten nach Angaben der Autoren wahrscheinlich überhaupt keine kardiale Beschwerdeursache hatte). Die Bedeutung dieser drei Fälle wird durch folgendes noch weiter relativiert:

- Es werden in Beechers 26%-Angabe einseitig nur die Verbesserungen genannt und nicht die Verschlechterungen! Wie aber die Studienautoren beschreiben, erlitten 2 Patienten Komplikationen (Herzinsuffizienz bzw. Herzinfarkt). Bei mindestens 2 von 19 Patienten hat sich also der Zustand verschlechtert. Wie schon bei der Studie von Evans und Hoyle zur Angina pectoris (Studie Nr. 2) hervorgehoben wurde und wie allgemein bekannt ist, unterliegt das Beschwerdebild der Angina pectoris spontanen Schwankungen. Die drei geringfügigen Verbesserungen liegen also mit einer gewissen Wahrscheinlichkeit im Rahmen der Eigendynamik des Krankheitsbildes.
- Wie die Autoren schreiben, wurden auch die Placebopatienten weiterhin mit herzwirksamen und antianginösen Medikamenten (Nitroglycerin, Digitalis) behandelt. Ein weiterer

Grund, warum man bei dieser Studie nicht von einem Placeboeffekt bei Angina pectoris sprechen kann!

Insgesamt gibt es also in dieser Studie keinen Anhalt für einen Placeboeffekt, der größer gewesen wäre als 0%.

Zusammenfassung

Die Studie zeigt keinen Placeboeffekt. Folgende Faktoren täuschen den von H.K. Beecher behaupteten Placeboeffekt vor:

- Spontanverbesserungen,
- einseitige Nennung der Verbesserungen bei Verschweigen der Verschlechterungen (Spontanschwankungen),
- begleitende Therapiemaßnahmen.

Darüber hinaus fehlen der Studie ohnehin folgende methodisch notwendigen Grundlagen für die valide Darstellung eines Placeboeffekts:

- eine zusätzliche Kontrollgruppe und
- relevante Prüfkriterien.

Studie Nr. 6
T.H. Greiner, H. Gold, J. Travell et al.: A Method for the Evaluation of the Effects of Drugs on Cardiac Pain in Patients with Angina of Effort. A Study of Khellin (Visammin), 1950

Es handelt sich um eine Doppelblindstudie, in der Khellin gegen Placebo bei Angina pectoris geprüft wurde. 39 Patienten wurden in die Studie aufgenommen, hiervon allerdings wegen unvollständigen Ausfüllens der Prüfunterlagen nur 27 in der Endauswertung berücksichtigt. Khellin und Placebo wurden jeweils über einen Zeitraum von 2 bis 4 Wochen alternierend verabreicht; die Gesamtdauer der alternierenden Behandlungen betrug durchschnittlich 11,5 Wochen. Die Endauswertung stützte sich in der Hauptsache auf "*daily report cards*", welche die Patienten ausfüllen mußten. Zu diesem Zweck waren sie angeleitet, in diesen "report cards" eine der folgenden vier Rubriken täglich anzukreuzen:

- Unveränderte Herzschmerzen.
- Mehr Herzschmerzen als sonst – schlechter Tag.
- Weniger Herzschmerzen als sonst – guter Tag.
- Überhaupt keine Herzschmerzen.

Für die 27 berücksichtigten Patienten ergab sich so eine Gesamtanzahl von 2070 Studientagen, und zwar insgesamt 1049 Khellintage und 1021 Placebotage. Diese Tage verteilten sich auf die o.g. vier Rubriken wie in Tabelle 3 festgehalten.

Die Unterschiede zwischen den Prozentzahlen für Khellin und Placebo waren in den vier Rubriken sehr gering, so daß die Autoren den Schluß zogen, Khellin hätte in dieser Studie keine über das Placebo hinausgehende Wirkung gezeigt.

Tab. 3. Verteilung der Studientage auf die verschiedenen Kategorien.

	Unverändert (wie sonst)	Mehr Schmerzen als sonst	Weniger Schmerzen als sonst	Keine Schmerzen
Khellin Placebo	41,3% 46,2%	14,8% 15,5%	21,2% 20,3%	22,7% 18,0%

Beechers Schlußfolgerung

38% der Patienten seien durch Placebos zufriedenstellend erleichtert worden ("satisfactorily relieved by a placebo").

Kritik an Beechers 38%-Angabe

Es ist nicht einfach, die 38%-Quote in der Originalarbeit von Greiner zu finden. Wenn man allerdings davon ausgeht, daß die 38%-Zahl irgendwo bei den Verbesserungsraten zu suchen ist, so kann man sie auch entdecken: Die Summe der Eintragungen der placebobehandelten Patienten in die Rubriken "Weniger Herzschmerzen als sonst – guter Tag" (20,3%) und "Überhaupt keine Herzschmerzen" (18,0%) ergibt 38,3%. – Dies sind aber 38% der Gesamtuntersuchungs*tage* aller Patienten, also nicht 38% der *Patienten.* Das heißt, Beecher gibt die Tatsachen falsch wieder. Man kann allenfalls sagen, die Patienten hätten an 38% der Untersuchungs*tage* eine Erleichterung unter Placebo verspürt. Doch auch diese Aussage ist so nicht haltbar:

- Erstens sind die vier o.g. Rubriken der Greiner-Studie nicht sinnvoll zusammengestellt und provozieren die Patienten zu fehlerhaftem Ausfüllen. Es decken nämlich die drei ersten Rubriken der obigen Tabelle ein in sich vollständiges Spektrum ab: gleich, mehr, weniger. Für eine zusätzliche Möglichkeit ist innerhalb dieses Spektrums kein Raum. Das bedeutet, daß die vierte Rubrik ("Überhaupt keine Herzschmerzen") nur ein Störfaktor für ein korrektes Ausfüllen der "daily record cards" sein kann. Die Ergebnisse der Studie sind also nur mit großer Vorsicht zu akzeptieren.
- Zweitens war in dem Befragungsschema die Referenzgrundlage nicht ersichtlich. Die Patienten sollten ja angeben, ob sie gegenüber *sonst* ("usual") unverändert, mehr oder weniger Schmerzen hätten. – Was aber heißt "sonst" ("usual")? Bedeutet "sonst" den jeweils vorausgegangenen Tag oder die Zeit vor Studienbeginn oder noch etwas anderes? – In der Studienpublikation wird hierzu lediglich gesagt, daß diese einfachen Fragen ("simple questions") den Patienten nach einer geraumen Zeit nur wenig Schwierigkeiten

bereiteten und nur vernachlässigbare Anforderungen ("negligible demands") an Intelligenz, Urteil und Gedächtnis der Patienten stellten. Offensichtlich haben die Autoren nicht die Problematik erkannt, daß bei den Fragen die Referenzgrundlage (nämlich die Bedeutung von "sonst") nicht festgelegt war. Noch weniger dürfte dies deshalb den Patienten bewußt geworden sein. Bei einer Gesamtbehandlungsdauer von immerhin durchschnittlich 11,5 Wochen verglichen die Patienten wahrscheinlich meist ihr tägliches Befinden mit dem Befinden an vorangegangenen Studientagen, also *unter* bereits laufender Behandlung. Wie dem auch sei, wegen der ungeklärten Referenzgrundlage sind die Befragungsergebnisse nicht verwertbar. (Die Ergebnisse werden noch weitergehender in Frage gestellt, da ein zusätzliches Auswertungsverfahren widersprechende Resultate erbrachte und deshalb bei der Endauswertung nicht berücksichtigt wurde.)

- Sogar wenn man die Befragungsergebnisse trotz allem zur Abschätzung des Placeboeffekts benutzen möchte, so dürfte man nicht nur auf die besseren Tage ("weniger Schmerzen") blicken, sondern müßte auch die schlechteren Tage ("mehr Schmerzen") berücksichtigen. Man müßte beides miteinander verrechnen und die Prozentzahl der besseren Tage von der Prozentzahl der schlechteren Tage abziehen: 15,5% - 20,3% = -5,2%. So würde sich eine Nettoverbesserung von nur 5,2% ergeben.
  Doch auch dieser Nettowert hätte keine Aussagekraft. Es ist ja nicht gesagt, daß jeweils das gleiche Maß für "weniger Schmerzen" und für "mehr Schmerzen" gilt. Es könnte z.B. die Schmerzminderung ("weniger Schmerzen") jeweils gering, dagegen die Schmerzsteigerung ("mehr Schmerzen") jeweils ausgeprägt sein. Unter solchen Umständen könnte es sich ergeben, daß im Behandlungsverlauf der Prozentsatz der besseren Tage ("weniger Schmerz") überwiegt und dennoch am Ende der Behandlung stärkere Schmerzen bestehen als am Anfang. (Man kann sich unschwer einen Verlauf wie bei einer mißlingenden Abmagerungskur denken: Die tägliche Abmagerung ("weniger Gewicht") betrifft leider nur ein jeweils geringes Maß; wenn man aber an manchen Tagen den Appetit nicht zügelt, dann kann man durchaus an diesen Tagen vergleichsweise rascher wieder zunehmen ("mehr Gewicht"). So kann der Prozentsatz der erfolgreichen Tage ("weniger Gewicht") überwiegen und dennoch die Abmagerungskur insgesamt ein Mißerfolg und zuletzt das Körpergewicht größer sein als am Anfang.)
- Zu berücksichtigen ist außerdem, daß in dieser Studie Patienten, denen es unter Placebo deutlich schlechter ging, auf Khellin umgesetzt wurden, wodurch die relativ besseren Verläufe für die Placebogruppe selektioniert wurden.
- Zuletzt könnte man aber noch denken, daß doch die Patienten an immerhin 18% der Placebotage völlig schmerzfrei waren. Doch was heißt das? Nach Greiners Angaben hatten 33% der Patienten eine milde, 51% eine mittlere und nur 16% eine schwere Angina pectoris. Bei diesem Patientenkollektiv ist es ja keinesfalls erstaunlich, daß durchschnittlich 18% aller Tage (also lediglich ungefähr jeder fünfte Tag) schmerzfrei

erlebt wurde. Dies ist eine Erscheinung, die völlig innerhalb der Norm liegt. Es liegt also nicht der geringste Grund vor, von einer positiven "Wirkung" des Placebos zu sprechen.

Zusammenfassung

Die Studie zeigt keinen Placeboeffekt. Folgende Faktoren täuschen den von H.K. Beecher behaupteten Placeboeffekt vor:

- irrelevante Prüfkriterien,
- Verschweigen der Verschlechterungen (Spontanschwankungen),
- Selektionseffekte,
- Skalierungseffekte,
- hohe Dropoutquote.

Darüber hinaus fehlt der Studie ohnehin folgende methodisch notwenige Grundlage für die valide Darstellung eines Placeboeffekts:

- eine zusätzliche Kontrollgruppe.

Außerdem hat Beecher Daten der Originalpublikation falsch wiedergegeben.

Studie Nr. 7
A. Keats, H.K. Beecher: Pain Relief with Hypnotic Doses of Barbiturates and a Hypothesis, 1950

Es handelt sich um eine Doppelblindstudie, in welcher der analgetische Effekt von Barbituraten auf postoperative Schmerzen im Vergleich zu Morphium und physiologischer Kochsalzlösung (Placebo) untersucht wurde. Die Studie wurde mit Patienten durchgeführt, die im Krankenhaus einer größeren Operation unterzogen wurden und am nächsten Tag unter stärkeren, aber noch erträglichen Schmerzen litten. Der Beobachtungs- und Untersuchungszeitraum begann also am Tag nach der Operation und umfaßte 10,5 Stunden (von 7^{30} bis 18^{00} Uhr).

Beobachtet und ausgewertet wurde der Effekt von jeweils bis zu 3 aufeinanderfolgenden Analgetikainjektionen. Dabei wurde wie folgt vorgegangen:

Sobald die Patienten über Schmerzen klagten, bekamen sie eines der Präparate i.v. injiziert. Nach einer halben Stunde wurde das Ergebnis ausgewertet. Bei weiterbestehenden Schmerzen wurde das nächste Präparat injiziert und erneut der Erfolg nach einer halben Stunde kontrolliert. Dauerten die Schmerzen weiterhin an, wurde das dritte und letzte Präparat injiziert. Kam es zu einer Schmerzerleichterung, wurde dies als Erfolg des zuletzt injizierten Präparats bewertet. In diesem Falle wurde weiter beobachtet, und bei evtl. erneut auftretenden Schmerzen wurde die nächste Injektion verabreicht. War die Schmerzerleichterung endgültig, folgte keine weitere Analgetikagabe; der Versuch war damit beendet.

Während der Untersuchungszeit wurden maximal drei Prüfpräparate nacheinander gegeben: Pentobarbital, Morphin und Kochsalz (Placebo). Um hierbei Anordnungseffekte zu vermeiden, wurde die Reihenfolge variiert. Es ergaben sich so – entsprechend der Reihenfolgen – vorerst 4 Untersuchungsgruppen:

Gruppe I – 30 Probanden
Pentobarbital (60mg/70kgKG) – Morphium

Gruppe II – 31 Probanden
Kochsalz – Pentobarbital (60mg/70kgKG) – Morphium

Gruppe III – 31 Probanden
Kochsalz – Pentobarbital (90mg/70kgKG) – Morphium

Gruppe IV – 34 Probanden
Morphium – Pentobarbital (90mg/70kgKG) – Kochsalz

Zusätzlich wurden zwei weitere Gruppen gebildet:

Gruppe V – 30 Probanden
Es wurden Patienten jeder denkbaren Abfolge (d.h. ABC, ACB, BAC, BCA, CBA, CAB) per Randomisation zugeordnet. Man erhielt so 6 Gruppen zu je 5 Probanden, die mit Morphium, Kochsalz, Pentobarbital in verschiedenen Reihenfolgen behandelt wurden.

Gruppe VI – 22 Probanden
Diese Gruppe enthält die Dropouts der Gruppe V. (Auch in der Gruppe V mußten nicht alle Patienten die komplette Abfolge der 3 Präparate erhalten, da die Schmerzen oft schon vorher endgültig abgeklungen waren. Die Patienten, die weniger als 3 Präparate erhielten, wurden aus der Gruppe V herausgenommen und in einer Gruppe VI zusammengefaßt.)

Die Schmerzerleichterung zu erfassen, gestaltete sich unerwartet schwierig. Zum einen wurden die Patienten gefragt, ob die Schmerzen mehr als die Hälfte nachgelassen hätten ("pain relief"), zum anderen wurde vom Arzt nach einer klinischen Untersuchung beurteilt, ob es den Patienten besser ginge ("comfort"). Beides korrelierte oft nicht miteinander. Als therapeutischer Erfolg wurde deshalb zuletzt nur die klinische Verbesserung nach dem Urteil des Untersuchers gewertet, unabhängig von den Angaben des Patienten.
Die Ergebnisse, die sich dabei einstellten, sind in Tabelle 4 festgehalten.

Tab 4. Verlauf des postoperativen Wundschmerzes unter Kochsalz, Pentobarbital und Morphium, zitiert nach Keats & Beecher [1950].

Therapeutic effectiveness of saline, pentobarbital, and morphine in small groups of subjects

Drugs (in order of administration)	Dose (mgm per 70 kgm)	No. of Sbjs.	Response (a)*	(b)*	(c)*	(d)*	Thera-peutic dose (c+d)	Percent relieved
Group I								
Pentobarbital	60	30	16	1	6	7	13	43,3
Morphine	8	26	4		1	21	22	84,6
Group II								
Saline		31	27			4	4	12,9
Pentobarbital	60	25	14	2	4	5	9	36,0
Morphine	8	22	2	2	1	17	18	81,8
Group III								
Saline		31	25		1	5	6	19,4
Pentobarbital	90	27	17		3	7	10	37,0
Morphine	8	23	9	1	4	9	13	56,5
Group IV								
Morphine	8	34	6	1	2	25	27	79,4
Pentobarbital	90	20	7		2	11	13	65,0
Saline		15	11			4	4	26,7
Group V (Random administration)								
Saline		30	24		1	5	6	20,0
Pentobarbital	90	30	13	2	1	14	15	50,0
Morphine	8	30	6	3		21	21	70,0
Group VI (Incomplete sets)								
Saline		11	6			5	5	45,0
Pentobarbital	90	14	4			10	10	71,0
Morphine	8	8			1	7	8	100

* (a) = 0 comfort, 0 relief; (b) = 0 comfort, + relief
(c) = + comfort, 0 relief; (d) = + comfort, + relief

Beechers Schlußfolgerung

Beecher gibt einen zufriedenstellenden therapeutischen Erfolg bei 21% aller Patienten an. Beechers Angabe errechnet sich wie folgt: Aus Tabelle 4 geht hervor, daß Kochsalz (Saline) insgesamt 118mal gegeben wurde und daß es dabei insgesamt 25mal als therapeutische Dosierung ("therapeutic doses") wirksam gewesen sei, was 21,2% entspricht.

Kritik an Beechers 21%-Angabe

Die Originalstudie bietet ausreichend Indizien dafür, daß Beechers Aussage falsch ist und daß die 21%-Rate ausschließlich der **spontanen Schmerzrückbildung** entspricht.

Bekanntlich sind postoperative Schmerzen selbstlimitiert. Das schreiben auch die Autoren: "We also observed that the intensity of the pain varies inversely with time following operation, reaching a peak when anaesthesia effects become minimal and gradually tapering off from this point." Die Schmerzen waren also am Untersuchungstag in Rückbildung begriffen. Sie wurden als *erträglich* ("bearable") bezeichnet. Man muß deshalb deutlich unterscheiden, ob der Schmerz durch Analgetikagabe dauerhaft oder nur vorübergehend gelindert wurde. Wurde er nämlich dauerhaft gelindert, so ist nicht ausgeschlossen, daß die Schmerzlinderung ohnehin aufgrund der spontanen Rückbildung der postoperativen Schmerzen eingetreten wäre und daß die Schmerzen deshalb nicht wieder eintraten. Dem muß bei der Einschätzung des Placeboeffekts Rechnung getragen werden.

Genau diese Forderung erhebt in einer späteren Studie (1954) auch die Arbeitsgruppe um Beecher selbst (siehe Studie Nr. 13). Es heißt dort: "...and for every placebo dose which produced relief it was required that pain return, to eliminate the possibility that the pain had subsided spontaneously" [Lasagna & Beecher et al. 1954]. Legt man also den eigenen Maßstab von Beecher und seinen Mitarbeitern an, so ist für alle Patienten, bei denen nach Placebogabe die Schmerzen dauerhaft wegblieben, das Auftreten eines Placeboeffekts zu bezweifeln.

Daß es mit großer Wahrscheinlichkeit eine derartige spontane Schmerzrückbildung war, was den gesamten angeblichen 21%-Placeboeffekt ausmachte, zeigt sich an den Gruppen II, III und V/VI:

- Tabelle 4 zeigt in den Gruppen II und III, daß nach Kochsalzinjektionen bei jeweils 31 Patienten nur noch 25 Patienten (Gruppe II) bzw. 27 Patienten (Gruppe III) eine nochmalige Injektion erhielten. Es ist also für 6 bzw. 4 von 31 Patienten eine Spontanverbesserung anzunehmen.
- Ähnlich war es bei den Patienten der Gruppe V und VI: 41 Patienten erhielten Kochsalzinjektionen; davon durchliefen nur 30 den gesamten Behandlungskurs (und blieben von daher in der Gruppe V); 11 jener 41 Patienten durchliefen dagegen nicht den gesamten Behandlungskurs (und kamen deshalb in die Gruppe VI). Bei diesen 11 Patienten ist demzufolge eine spontane Schmerzlinderung anzunehmen.

Zusammengezählt ergibt sich in diesem Sinne bei insgesamt 103 Patienten (31+31+41) ein spontaner Schmerzrückgang in 21 Fällen (6+4+11), d.h. in 20,4%.

Diese 20,4% entsprechen so präzise der Größenordnung des 21%igen Beecher-Placebo"effekts", daß man folgendes sagen darf: Mit sehr großer Wahrscheinlichkeit ist in dieser Studie ein Placeboeffekt in der Größenordnung von Null aufgetreten. Beechers Placebo"effekt" ist vollständig als spontaner Schmerzrückgang zu deuten.

Zusammenfassung

Die Studie zeigt keinen Placeboeffekt. Es waren lediglich Spontanverbesserungen, die den von H.K. Beecher behaupteten Placeboeffekt vortäuschten.

Studie Nr. 8
A. Keats, G. Alessandro, H.K. Beecher: A Controlled Study of Pain Relief by Intravenous Procaine, 1951

Es handelt sich um eine Doppelblindstudie, in der die analgetische Wirkung von intravenös verabreichtem Procain auf postoperative Schmerzen mit der Wirkung von Morphium und physiologischer Kochsalzlösung verglichen wurde. Die Studie wurde von derselben Arbeitsgruppe wie die vorgenannte Studie Nr. 7 durchgeführt. Der Versuchsaufbau ist ähnlich. Probanden waren wieder Patienten, die am vorhergehenden Tag einer größeren Operation unterzogen worden waren und nun unter mäßigen oder stärkeren Schmerzen litten. Beobachtungszeitraum war der erste postoperative Tag von 8^{00} bis 18^{00} Uhr, also 10 Stunden. Vorgegangen wurde wie bei der Studie Nr. 7. Wieder wurden die drei Prüfpräparate nacheinander verabreicht. Beim Auftreten von Schmerzen zu Beginn des Untersuchungszeitraums wurde das betreffende Analgetikum injiziert und der therapeutische Erfolg nach einer halben Stunde, teils auch nach einer Stunde ermittelt. Besserten sich die Schmerzen nicht, wurde das nächste Präparat verabreicht und der Erfolg wieder nach einer halben bzw. einer Stunde kontrolliert. Besserten sich die Schmerzen wieder nicht, so wurde das dritte und letzte Präparat verabreicht. Besserten sich die Schmerzen jedoch, wurde dies als Erfolg des zuletzt gegebenen Präparats gewertet, die Patienten aber weiter beobachtet. Traten später dann noch einmal Schmerzen auf, wurde das nächste Präparat verabreicht; traten keine Schmerzen mehr auf, war der Versuch hiermit beendet.

Kriterium der Medikamentenwirkung war wie in der Studie Nr. 7 zum einen die Auskunft des Patienten, ob der Schmerz mehr als die Hälfte zurückgegangen sei ("pain relief"), zum anderen das Urteil des Untersuchers nach der Klinik, ob sich das Befinden gebessert hätte ("comfort"). Als therapeutischer Erfolg wurde jedoch eindeutig nur das Urteil des Untersuchers gewertet, unabhängig davon, ob der Patient eine Schmerzerleichterung angab oder verneinte. "The authors believe that analgesics are therapeutically effective when they provide comfort with or without pain relief."

Insgesamt wurden 4 Gruppen mit je 10 bis 16 Patienten untersucht, zusammen 53 Patienten. Es wurden jedoch nur in den ersten 3 Gruppen Placebokontrollen verwendet, weswegen nur diese 3 Gruppen hier im weiteren Text beschrieben werden. Die Gruppen unterschieden sich in der Reihenfolge der verabreichten Präparate und in der Procaindosierung:

Gruppe I – 12 Patienten

Kochsalz – Procain (4mg/kg KG, über 20 min) – Morphium.

Gruppe II – 16 Patienten

Kochsalz – Procain (20 min, soviel wie möglich bis zur Verträglichkeitsgrenze, dann 40 min weiter mit verminderter Dosis) – Morphium.

Gruppe III – 15 Patienten

Procain (Anwendung wie bei der Gruppe II) – Kochsalz – Morphium.

Die Ergebnisse der 3 Gruppen zeigt Tabelle 5.

Tab. 5. Verlauf des postoperativen Wundschmerzes unter Kochsalz, Procain und Morphium, zitiert nach Keats, Alessandro & Beecher [1951].

Therapeutic Effectiveness of Intravenous Saline, Procaine, and Morphine in Small Groups of Patients					
Time of Evaluation	Saline 30 Min.	60 Min.	Procaine 30 Min.	60 Min.	Morphine 30 Min.
Group I (12 Patients)					
0 comfort, 0 relief	7		5		4
0 comfort, + relief	1		2		
+ comfort, 0 relief					1
+ comfort, + relief	4		4		5
Group II (16 Patients)					
0 comfort, 0 relief	14	13	7	6	
0 comfort, + relief		1	1	2	2
+ comfort, 0 relief				2	
+ comfort, + relief	2	2	6	2	10
Group III (15 Patients)					
0 comfort, 0 relief	4	5	6	6	
0 comfort, + relief	1		3	3	1
+ comfort, 0 relief	1				
+ comfort, + relief		1	6	6	6
Group IV (10 Patients) Procaine with Ascorbic Acid					
0 comfort, 0 relief			7	7	3
0 comfort, + relief				1	
+ comfort, 0 relief					
+ comfort, + relief			3	2	3

Wie schon gesagt, wurde nur das positive Urteil der Untersucher (+ comfort) als Beleg eines therapeutisch positiven Verlaufs gewertet. Es wird also in der o.g. Tabelle ein therapeutischer Erfolg in den Rubriken "+ comfort, 0 relief" und "+ comfort, + relief" angezeigt.
Hervorgehoben wurde von den Autoren, daß unter Procain starke Nebenwirkungen aufgetreten seien.

Beechers Schlußfolgerung

Bei 26% der Patienten nahmen die Schmerzen zufriedenstellend durch die Placebogabe ab.

Kritik an Beechers 26%-Angabe

Beechers 26%-Quote stimmt nicht mit den Angaben der Studienautoren überein. Die Autoren schrieben, daß 21% der Patienten eine Schmerzerleichterung erfahren hätten. Dieser 21%-Wert ergab sich auf der Grundlage der Beurteilung der Untersucher. Erst wenn man noch die Selbstbeurteilung der Patienten hinzunimmt, erhält man die 26%-Quote. Doch diese Selbstbeurteilung der Patienten hatten die Autoren ausdrücklich als unzuverlässig bezeichnet (s.o.).
Aus diesem Grunde wird Beechers 26%-Angabe in der hier vorliegenden Arbeit nicht weiter berücksichtigt. Stattdessen stützt sich die weitere Analyse auf die oben angeführte Ergebnistabelle. Die Ergebnisse der Gruppen werden im folgenden analysiert:

Gruppe III (15 Patienten) erhielt zuerst Procain. Für die Interpretation der nachfolgenden Placebogaben muß man die sehr starken Procain-Nebenwirkungen berücksichtigen. Immerhin mußte bei 6 Patienten die Procaingabe abgebrochen werden: "Patients have begged to have the infusion stopped because of the unpleasantness, and some have wept when anticipating a repetition ("I would rather have the pain"), but an equal number have enjoyed its effects." Es ist deshalb sehr fraglich, ob nach derart dramatischen Anfangsbedingungen die weiteren Resultate noch verläßlich sind.
Von den verbleibenden Patienten hatten einige bereits nach der Procaininfusion keine Schmerzen mehr, so daß schließlich nur 6 Patienten Kochsalz (Placebo) erhielten. Von diesen 6 Patienten zeigte nach einer Stunde nur ein einziger eine Besserung der Schmerzsituation. Diese Quote liegt im Rahmen des Spontanverlaufs bei postoperativen Schmerzen.
Noch etwas kommt hinzu: An dritter Stelle (nach Procain und Kochsalz) wurde Morphium gegeben. Während vorher nur 6 Patienten Kochsalz erhielten, bekamen dann plötzlich 7 (!) Patienten Morphium (s. Tab. 5), obwohl doch eigentlich nur noch 6 Patienten im Versuch waren. Irgendetwas stimmt hier mit den Zahlen nicht.
Insgesamt gesehen ist also die Gruppe III für eine Quantifizierung des Placeboeffekts völlig unbrauchbar. Daß ein Placeboeffekt tatsächlich aufgetreten sein sollte, ist höchst zweifelhaft.

Gruppe II umfaßte 16 Patienten, die alle als erstes Placebo erhielten. Bei 2 dieser 16 Patienten wird ein ausreichender Schmerzrückgang vermerkt. Da dann nur 14 Patienten das zweite Präparat (Procain) bekamen, waren also bei diesen 2 Patienten die Schmerzen nicht wiedergekehrt. Wie schon bei der Studie Nr. 7 ausführlich diskutiert, handelt es sich somit in diesen beiden Fällen mit großer Wahrscheinlichkeit um eine spontane Schmerzrückbildung, also nicht um einen Placeboeffekt.

Gruppe I umfaßte 12 Patienten, die ebenfalls alle zuerst Placebo bekamen. Bei vier Patienten kam es laut Originalpublikation zu einer Besserung unter Placebo. Da 11 der 12 Patienten danach das zweite Präparat (Procain) erhielten, dürfte wieder bei einem Patienten eine spontane Schmerzrückbildung eingetreten sein.
So verbleiben 3 Patienten, bei denen ein Placeboeffekt eingetreten sein könnte. Skeptisch stimmt hier allerdings die Tatsache, daß in dieser Gruppe das Ausmaß dieses scheinbaren Placeboeffekts kaum von der Procain- und Morphiumwirkung übertroffen wird. Es ist dies die einzige Gruppe, in der dieses Phänomen auftritt, und zwar auch, wenn man die Gruppen der schon beschriebenen Studie Nr. 7 mit einbezieht.
Dieses Phänomen fällt so sehr aus dem Rahmen, daß man es (vor allem auch, wenn man die mangelhafte Dokumentationsqualität der Studie bedenkt) anders interpretieren muß als durch das Auftreten eines Placeboeffekts. Bei keiner Anwendungsbeobachtung eines Arzneimittels würde man derartige Zahlen als Indiz für die Wirkung des Arzneimittels deuten. Streuungsphänomene oder Spontanschwankungen der postoperativen Schmerzen sind hier viel wahrscheinlicher.
Aber sogar wenn man – entgegen den Gepflogenheiten des klinischen Urteils – hier tatsächlich einen Placeboeffekt hineindeuten möchte, dann machen jene 3 Patienten im Vergleich zu den Placebogruppen der Studie Nr. 7 und 8 ohnehin nur einen vernachlässigbaren Rest in Höhe von circa 2% aus.

Zusammenfassung
Die Studie zeigt keinen Placeboeffekt. Folgende Faktoren täuschen den von H.K. Beecher behaupteten Placeboeffekt vor:

- Spontanverbesserungen,
- einseitige Nennung der Verbesserungen bei Verschweigen der Verschlechterungen (Spontanschwankungen),
- Vortäuschung des Placeboeffekts durch starke Nebenwirkungen vorangegangener Medikation.

Darüber hinaus fehlen der Studie ohnehin folgende methodisch notwendigen Grundlagen für die valide Darstellung eines Placeboeffekts:

- eine zusätzliche Kontrollgruppe und
- eine Stimmigkeit und Glaubwürdigkeit der Ergebnisdarstellung.

Außerdem hat Beecher Daten der Originalpublikation falsch wiedergegeben.

Studie Nr. 9
H.K. Beecher et al.: U.S. Armed Forces, 1951

Ein Suche nach dieser Literaturstelle blieb erfolglos. Die Universitätsbibliothek Oldenburg wie auch die Zentralbibliothek für Medizin in Köln sahen sich außerstande, die Publikation zu besorgen. Es ist zu vermuten, daß die Literaturstelle falsch zitiert ist.

Studie Nr. 10
B.R. Hillis: The Assessment of Cough-Suppressing Drugs, 1952

Die Studie von Hillis unterscheidet sich dadurch von allen anderen Studien, die Beecher anführt, daß hier *nur ein einziger Proband* untersucht wurde. Schon vorab ist somit klar, daß die Angaben in Beechers Liste nicht korrekt sind: Da nur ein einziger Proband in die Auswertung einging, können nicht 37% der Patienten eine zufriedenstellende Erleichterung durch die Placebogabe erfahren haben (wie Beecher zu dieser Studie schreibt). Man kann sich also auf Beechers Angabe hier nicht verlassen, sondern muß die Studie selbst in Augenschein nehmen.

Leider ist die Studie sehr unklar beschrieben. Wichtige Teile des Versuchsaufbaus muß man zwischen den Zeilen lesen oder erraten, weswegen zuletzt in vielerlei Hinsicht offen bleibt, wie die Ergebnisse eigentlich gemessen und errechnet wurden.

Mit der Studie sollte die hustenunterdrückende Wirkung verschiedener Arzneimittel geprüft werden (Kodein, Morphium, Heroin und Amidon). Zu Kontrollzwecken wurde Placebo (Kochsalz) gegeben.

Um Husten zu provozieren, wurde Pfefferminzwasser oder Äther mit einem Tubus in die Atemwege des Probanden gesprüht, d.h. *insuffliert*. Dieses Insufflieren wurde so oft wiederholt, bis der Proband hustete, jedoch nicht öfter als maximal 10mal. Dies bildete insgesamt ein *Trial*. 5 Trials wurden jeweils vor und 5 Trials nach der Applikation des hustenunterdrückenden Mittels durchgeführt. Die Gesamtheit der 10 Trials (5 vor, 5 nach Medikation) wurde als *Experiment* bezeichnet. Pro hustenstillendem Medikament wurden drei größere Serien solcher Experimente durchgeführt (pro Serie ca. 3-5 Experimente pro Medikament). Die Serien erstreckten sich vom Winter 1950 bis einschließlich Sommer 1951.

Für die Gesamtheit dieser drei Serien wurde zu jedem Arzneimittel ein **Wirkungsindex** ("index of efficiency") bestimmt, indem das Verhältnis der Husteranzahlen vor und nach Applikation des Mittels errechnet wurde. Dabei konnte für Placebo keine Wirkung gezeigt werden. Deshalb wurde bei der Auswertung der Studie nur die 1. Insufflation berücksichtigt, und zwar nur bei Äther, da nur hierbei eine Wirkung für die Placebogabe angegeben werden konnte. Auf diese Weise ergab sich für Placebo ein positiver durchschnittlicher Wirkungsindex von 37%.

Beechers Schlußfolgerung

Beecher schreibt, daß 37% der Probanden eine zufriedenstellende Hustenlinderung durch eine Placebogabe erlangt hätten.

Kritik an Beechers Angabe

Wie eingangs beschrieben, beziehen sich die 37% nicht auf die *Anzahl der Probanden* (es gab nur einen einzigen Probanden), sondern auf den "*Wirkungsindex*".
Bereits in der Originalpublikation selbst wurde behauptet, daß die Placebos eine "Effektivität" hätten: "the effect of placebos", "the apparent cough-suppressant action of physiological saline solution". Doch auch bei dieser Studie stellt sich wieder die Frage, ob hier wirklich ein "Effekt", eine *Wirkung* des Placebos vorliegt. Ist der zahlenmäßige Rückgang der Huster unter Placebo im Vergleich zur Husterzahl vor Placebogabe ein Effekt oder gar ein "therapeutischer Effekt", wie Beecher es sagte?
Sicher ist, daß die Frage des *therapeutischen* Effekts von Placebos mit dieser Studie nicht beantwortet werden kann. Was hier untersucht wurde, war ja kein krankheitsbedingter, pathologischer Husten, sondern ein experimentell erzeugter Reizhusten. Über den *therapeutischen* Effekt der Placebos kann deshalb nichts ausgesagt werden.

Ob überhaupt ein "Effekt" des Placebos vorlag, ist ebenfalls in Frage zu stellen. Zu berücksichtigen ist, daß immer dieselbe Reihenfolge eingehalten wurde: Zuerst wurde 5x ohne Medikament insuffliert, dann das Medikament oder das Placebo gegeben und dann nochmals 5x insuffliert. Nicht unwahrscheinlich ist deshalb, daß ein Anordnungseffekt zustandekam, z.B. ein Gewöhnungseffekt. In einem solchen Fall würde bei den späteren Insufflationen relativ weniger gehustet werden, ohne daß dies aber ein "Effekt" des Placebos wäre.
Der Verdacht, daß in dieser Studie ein **Gewöhnungseffekt** oder ein **Unterdrückungseffekt** den Platz des angeblichen Placeboeffekts einnimmt, wird noch dadurch bestärkt, daß der Effektivitätsindex für Placebo (aber auch für die Prüfmedikamente) von der Serie I (Winter 1950) bis zur Serie III (Sommer 1951) deutlich anstieg. Dies ergab sich sowohl bei Reizung mit Pfefferminzwasser als auch bei Insufflation mit Äther. Bei Äther stieg der Effektivitäts-

index des Placebos sogar von 10% auf 60%. (Der Effektivitätsindex für Placebo bezieht sich aber, wie gesagt, nur (!) auf die jeweils erste Insufflation. Bei einer einzigen Reizgasinhalation kann ein Husten leichter unterdrückt werden als bei mehreren.) Es ist also fraglich, ob der Effektivitäts"index" seinen Namen zu Recht trägt.

Ein großes Fragezeichen ergibt sich bei der Interpretation dieser Studie durch die Person des Probanden. Immerhin erhielt er innerhalb eines dreiviertel Jahres 27 Injektionen Kodein, 13 Injektionen Amidon, 18 Injektionen Morphium und 17 Injektionen Heroin. War der Mann rauschgiftsüchtig oder wurde er es durch die Experimente? Wie verläßlich sind vor diesem Hintergrund seine Reaktionen einzuschätzen? Verdiente er etwa Geld durch die Teilnahme an der Studie? Hatte er ein Interesse am erfolgreichen Fortgang der Studie?
Wie jedermann weiß, kann Husten in unterschiedlichem Maße willentlich unterdrückt oder sogar vorgetäuscht werden. Ausgerechnet der Proband dieser Studie konnte in seinem Rachen wahre Wunderleistungen der Reflexunterdrückung vollbringen. Er tolerierte über mehrere Stunden pro Tag einen Tubus im nicht anästhesierten Rachen, und dies über ein dreiviertel Jahr: "He could tolerate the sprayer in his unanaesthetised pharynx for hours on end, even when the sprayer had been encased in an anaesthesist's airway, which was firmly gripped in the pharynx and kept the sprayer in a constant position." – Es dürfte diesem Mann nicht allzu schwergefallen sein, nach der jeweiligen Medikation den Hustenreiz ein bißchen stärker zu unterdrücken, zumal bei dem o.g. 37%-Index nur (!) die jeweils erste Insufflation berücksichtigt wurde. (Es mußte gar nicht viel unterdrückt werden.)

Der 35%ige Placeboeffekt erklärt sich also folgendermaßen: Aus den Meßergebnissen wurden einige "positive" Ergebnisse willkürlich selektioniert (nämlich nur die Ergebnisse bei der ersten Insufflation, und zwar nur bei Äthergabe), damit überhaupt ein Effekt gezeigt werden konnte. Daß es hierbei zu einer Abnahme der Husterzahl nach Placebo kam, erklärt sich darüber hinaus durch Gewöhnung, willentliche Unterdrückung und Gefälligkeit. Der Studie fehlt jede Beweiskraft, um die Existenz eines Placeboeffekts glaubhaft zu machen.

Zusammenfassung

Die Studie zeigt keinen Placeboeffekt. Folgende Faktoren täuschen mit großer Wahrscheinlichkeit den von H.K. Beecher behaupteten Placeboeffekt vor:

- Selektionseffekt,
- Gewöhnungseffekt,
- willentlicher Unterdrückungseffekt,
- Gefälligkeit des Probanden.

Darüber hinaus fehlen der Studie ohnehin folgende methodisch notwendigen Grundlagen für die valide Darstellung eines Placeboeffekts:

- eine zusätzliche Kontrollgruppe,
- eine Glaubwürdigkeit des Probanden und
- eine ausreichende Beschreibung des Versuchsaufbaus.

Außerdem hat Beecher Daten der Originalpublikation falsch wiedergegeben.

Studie Nr. 11
H.K. Beecher, A. Keats, F. Mosteller, L. Lasagna: The Effectiveness of Oral Analgesics (Morphine, Codeine, Acetylsalicylic Acid) and the Problem of Placebo "Reactors" and "Non-Reactors", 1953

Wieder handelt es sich um eine Studie der Arbeitsgruppe um Beecher, und wieder wurde sie an **Patienten mit postoperativen Schmerzen** durchgeführt. Das Placebo wurde unter doppelblinden Bedingungen als Kontrolle für die schmerzstillende Wirkung der oralen Verabreichung von Morphium, Kodein und Acetylsalicylsäure verabreicht.

Im Unterschied zu den bereits beschriebenen Studien Nr. 7 und Nr. 8 wurden nun aber nicht jedem Patienten alle Prüfmedikamente nacheinander gegeben, sondern für jedes einzelne Prüfmedikament eine eigene Patientengruppe gebildet. Den Patienten wurde bei Schmerzen alle zwei Stunden abwechselnd eine Kapsel mit Placebo und eine mit dem zu untersuchenden Analgetikum gegeben. Nach ein und zwei Stunden wurden die Patienten befragt, ob die Schmerzen nachgelassen hätten. Wurde es jedesmal bejaht, galt die verabreichte Dosis als analgetisch. Waren die Schmerzen nach einer Stunde nicht besser oder gar schlimmer geworden, bekam der Patient die nächste (andere) Kapsel. Half diese auch nicht, wurde die Versuchsreihe unterbrochen, und der Patient bekam ein parenterales Analgetikum. Ebenfalls unterbrochen wurde die Versuchsreihe, wenn die Schmerzen so stark wurden, daß der Patient keine oralen Medikamente mehr zu sich nehmen konnte, oder wenn er die Kapseln erbrach. Der Versuch wurde dann bei später verbessertem Befinden wieder fortgesetzt. Maximal vier orale Präparategaben gingen in die Auswertung ein.

Der Untersuchungszeitraum begann, sobald sich der Zustand der Patienten postoperativ soweit gebessert hatte, daß sie wieder orale Medikamente zu sich nehmen konnten, in der Regel 30 Stunden nach der Operation.

Es wurden 4 Patientengruppen gebildet (Morphium, Kodein, Acetylsalicylsäure 300mg, Acetylsalicylsäure 600mg) mit je 36 bis 52 Patienten. Insgesamt waren es 172 Probanden. (Eine fünfte Untergruppe wird hier vernachlässigt, da kein Placebo verwendet wurde.)

Die Ergebnisse sind in Tabelle 6 zusammengefaßt.

Tab. 6. Verlauf des postoperativen Wundschmerzes unter Placebo, Acetylsalicylsäure, Kodein, Morphium und Phthalimid, zitiert nach Beecher et al. [1953].

Analgesic potency of agents administered orally compared with a placebo									
No. of pats.	Standard Drug	Dose mgm	Total Doses	Per cent Relief	Analgesic Drug	Dose mgm	Total Doses	Per cent Relief	Difference in Relief (%)
52	Placebo	-	80	40,0	Acetylsal.acid	300	80	50,0	+10,0
36	Placebo	-	51	25,5	Acetylsal.acid	600	51	54,9	+29,4
44	Placebo	-	62	33,9	Codeine	60	62	38,7	+ 4,8
40	Placebo	-	54	31,5	Morphine	10	54	40,7	+ 9,2
38	Acetyl-salicyl. acid	300	35	57,1	N-(2-(2-pyridyl)-ethyl)-phthalimide hydrochloride	200	35	34,3	- 22,7

Beechers Schlußfolgerung

Analgetischer Placeboeffekt bei 26-40% aller Patienten.

Kritik an Beechers 26-40%-Angabe

Beecher bezieht seine Prozentangaben auf die Anzahl der *Patienten*. In der Originalpublikation werden die betreffenden Prozentsätze allerdings auf die Anzahl der *Präparategaben* bezogen. Wie diese Angabe mit der Patientenzahl korreliert, ist unklar, da nicht zu ersehen ist, wie oft jeder Patient ein Präparat bekam.

Wie bei den schon beschriebenen Studien muß auch in dieser Studie wieder die **Spontanverbesserung** der postoperativen Schmerzen berücksichtigt werden. Zu dem Zeitpunkt, als die Studie begonnen wurde (circa 30 Stunden nach der Operation), waren die Patienten sicherlich schon auf dem Weg der Besserung.

Außerdem muß ein **Selektionseffekt** beachtet werden, der durch den Versuchsaufbau zustandekam. In der Originalpublikation wird nämlich beschrieben, daß Patienten gegebenenfalls aus der Studie herausgenommen wurden:

- bei deutlicher Verschlechterung des Befindens,
- bei Erbrechen,
- bei gleichbleibenden oder zunehmenden, durch die Studienmedikamente nicht linderbaren Schmerzen
- und bei eintretender schmerzbedingter Unfähigkeit, orale Medikamente zu nehmen.

Erst bei besserem Befinden und geringeren Schmerzen wurden die Patienten wieder in die Studie aufgenommen. Die Folge ist, daß Verbesserungen des Befindens stärker in die Berechnungen eingingen.

An der Studie selbst ist zu kritisieren, daß als Kriterium der Arzneimittelwirkung zugelassen wurde, was in den anderen Studien derselben Autoren als unzulässig galt (siehe Studien Nr. 7 und 8), nämlich die **bloße Angabe der Patienten**, daß die Schmerzen nachgelassen hätten. Diese Angabe stimmt ja, wie von den Autoren in den Studien Nr. 7 und 8 gesagt, oft nicht mit dem klinischen Urteil des Untersuchers überein.
Die Tatsache, daß nun die Bestimmung des Placeboeffekts auf die Aussagen der Patienten zurückgeführt wird, muß noch in einer weiteren Hinsicht skeptisch stimmen. Es hatte sich ja der Zustand der Patienten nach der Operation schon soweit gebessert, daß sie oral wieder etwas zu sich nehmen konnten. Meistens waren 30 Stunden seit der Operation vergangen. In diesen 30 Stunden waren die Schmerzen *sicherlich* mit potenten Analgetika behandelt worden. Die Patienten hatten also mehrmals hintereinander die Erfahrung gemacht, daß es eine rasche und effektive medikamentöse Behandlung ihrer Beschwerden gibt. Nun aber wurde diese Serie von Arzneimittelgaben, deren rasch lindernde Wirkung die Patienten bereits erfahren haben, einmal unterbrochen und stattdessen ohne Wissen der Patienten ein Placebo gegeben.
Es ergaben sich so die klassischen Bedingungen für eine **Konditionierung**. Gerade in solcher Situation ist die Gefahr besonders groß, daß die Aussagen der Patienten sehr unzuverlässig werden, daß nämlich die Patienten durch das hohe Erwartungsmaß der Situation zu einer falschpositiven Aussage verleitet werden; oder anders gesagt: daß eine konditionierte Antwort oder eine Gefälligkeitsauskunft zustande kommt. Dies wird natürlich erleichtert, wenn die Schmerzen 30 Stunden nach der Operation ohnehin in Rückbildung begriffen und schon tolerabel sind.

(Die Themen der Gefälligkeitsauskunft und der Konditionierung werden in den Abschnitten IV/8 "Gefälligkeitsauskünfte" und IV/9 "Konditionierte Antworten" noch ausführlicher diskutiert.)

Zusammenfassung

Die Studie zeigt keinen Placeboeffekt. Folgende Faktoren täuschen den von H.K. Beecher behaupteten Placeboeffekt vor:

- Spontanverbesserungen,
- Selektionseffekte,
- Gefälligkeitsauskünfte,
- konditionierte Antworten.

Darüber hinaus fehlen der Studie ohnehin folgende methodisch notwendigen Grundlagen für die Darstellung eines Placeboeffekts:

- eine zusätzliche Kontrollgruppe und
- eine ausreichende Beschreibung des Versuchsaufbaus.

Außerdem hat Beecher Daten der Originalpublikation falsch wiedergegeben.

Studie Nr. 12
S. Wolf, R. Pinsky: Effects of Placebo Administration and Occurrence of Toxic Reactions, 1954

Wolf und Pinsky untersuchten die **Wirkung von Mephenesin auf Angst und Spannung** ("anxiety and tension") an 31 ambulanten Patienten des New York Hospital. Diese Patienten litten unter peptischem Ulkus, Migräne, Spannungskopfschmerzen, Rückenschmerzen und Muskelverspannungen; ihre Hauptbeschwerden waren jedoch Angst und Spannung. Diesbezüglich zeigten die meisten dieser Patienten objektive Symptome wie Zittern, Schwitzen oder Tachykardie, aber auch eine Reihe subjektiver Mißbefindlichkeiten.
Vor Behandlungsbeginn wurde das Ausmaß verschiedener Schmerzmodalitäten sowie psychovegetativer Symptome festgehalten ("feelings of tightness or tension, uneasyness and apprehension, restlessness (both subjective and objective), irritability, palpitation, changes in heart rate, dryness of mouth, moisture of hands, tingling in the extremities, blushing or pallor, sweating, and insomnia" [Wolf & Pinsky 1954]). Nach dieser Eingangsuntersuchung erhielten die Patienten unter randomisierten und doppelblinden Bedingungen Mephenesin bzw. Placebo.
Insgesamt wurde über einen Zeitraum von 8x2 Wochen behandelt, wobei die Patienten zu Beginn jeder 2-Wochen-Periode den nötigen Arzneimittelvorrat erhielten.

Ergebnisse
Wolf und Pinsky schreiben, daß die Ergebnisse überraschend uniform gewesen seien. Sowohl unter Mephenesin als auch unter Placebo hätte sich der Zustand bei ungefähr ("roughly") 20 bis 30% der Patienten gebessert, in ungefähr 10 bis 20% der Fälle verschlechtert und bei ungefähr 50 bis 70% unverändert gezeigt.
Bei diesen Angaben wurde nicht erwähnt, wie man die Ergebnisse bestimmt hat. Es wurde nur hinzugefügt, daß mehr subjektive als objektive Verbesserungen notiert worden seien. Hervorgehoben wurde auch, daß die Intensität der Symptome unabhängig von der Mephenesinmedikation fluktuiert habe: "During the weeks of study, the signs and symptoms of most patients fluctuated somewhat but the fluctuations did not correlate positively with the periods of mephenesin administration" [Wolf & Pinsky 1954].

Beechers Schlußfolgerung

Beecher nennt einen therapeutischen Placeboeffekt bei 30% der Patienten.

Kritik an Beechers 30%-Angabe

Zu Beechers Angabe ist als erstes zu sagen, daß die Originalpublikation von Wolf und Pinsky von sehr schlechter Qualität war. Weder wird mitgeteilt, nach welchen Kriterien der Angst- und Spannungszustand der Patienten beurteilt wurde, noch wird gesagt, auf welchen Zeitrahmen sich die angegebenen Änderungsquoten beziehen: auf jeweils eine einzelne 2-WochenBeobachtungsperiode oder auf die 8x2-Wochen-Beobachtungsgesamtheit? – Schon in dieser Hinsicht fehlt der Studie jede Qualität, um Beechers Positivaussage verläßlich abzustützen.

Wolf und Pinsky sprechen explizit nur von ungefähren Ergebnisgrößen (s.o.). Aus einer Graphik der Publikation kann man jedoch entnehmen, daß die Besserungsquote der subjektiven Symptome unter Placebo bei 27% und die Besserungsquote der objektiven Symptome bei 15% der Patienten gelegen haben müßte. (Beecher schreibt von 30%. Dies ist also nicht korrekt.)

Wie gesagt, schreiben Wolf und Pinsky selbst, daß die Beschwerden während der Studienwochen fluktuiert hätten. Entsprechend gab es unter Placebo nicht nur Besserungen, sondern auch Verschlechterungen. Die erwähnte Graphik der Originalpublikation zeigt eine Verschlechterung bei 17% der Patienten für subjektive und bei 10% der Patienten für objektive Symptome. Es bleibt dehalb zuletzt nur ein relativer Besserungsüberschuß von 10% für die subjektiven und von 5% für die objektiven Symptome.

Was aber diese 5% bzw. 10% anbetrifft, so ist es eher erstaunlich, daß im Laufe von 8x2 Wochen nicht eine größere Bilanzquote aus dem Gesamtkollektiv dieser Patienten (mit den zugrundeliegenden Hauptleiden Magenulkus, Rückenschmerzen, Muskelverspannung, Kopfschmerzen, Migräne usw.) eine spontane Besserung einschließlich ihrer "Angst und Spannung" erfahren haben sollte. Von Placebo*wirkung* zu sprechen, ist hier jedenfalls nicht der geringste Anlaß.

Das Besondere dieser Studie ist, daß sogenannte **"toxische" Placeboeffekte** hervorgehoben werden. Schon der Titel der Publikation stellt dies in den Vordergrund: "Effects of Placebo Administration and Occurence of Toxic Reactions".

Als toxische Placeboreaktionen werden folgende Aspekte genannt:

1. Bei mehreren Patienten traten Schwindel, Schwäche und Gewichtsverlust auf.
2. Eine Patientin hatte plötzliche Schwäche, Palpitationen und Übelkeit, während sie die Tabletten einnahm. Dies trat sowohl bei Mephenesin- als auch bei Placeboeinnahme auf.
3. Bei einer Patientin trat 10 Tage nach Beginn der Placebobehandlung ein erythematöser, makulopapulärer Hautausschlag auf, der sich nach Absetzen der Medikamente rasch zurückbildete.

4. Bei einer Patientin traten dreimal in Folge allergische Sofortreaktionen nach Tabletteneinnahmen auf: epigastrische Schmerzen, Durchfall, Urtikaria und ein angioneurotisches Lippenödem. Als die Tabletten schließlich entblindet wurden, stellte sich heraus, daß diese schweren Reaktionen sowohl unter Mephenesin als auch unter Placebo aufgetreten waren.

Diese von Wolf und Pinsky beschriebenen "toxischen Effekte" der Placebos werden in der Literatur immer wieder angeführt. Zu diesen "toxischen Placeboeffekten" ist aber folgendes zu bemerken:

Ad 1.) Die Symptome Schwindel, Schwäche und Gewichtsverlust, die bei mehreren Patienten unter der Medikamenteneinnahme aufgetreten waren, gehören zum psychovegetativen Formenkreis. Es handelt sich also mit großer Wahrscheinlichkeit um Primärsymptome des originären Erkrankungsbereichs jener Patienten, nicht aber um Sekundäreffekte der Behandlung, also nicht um Placeboeffekte.
[Es sei hier auf eine Publikation von D.M.Green [1964] verwiesen: "Pre-existing Conditions, Placebo Reactions, and 'Side Effects'". Green zeigt, daß zu einem hohem Prozentsatz auch bei unbehandelten Personen solche Symptome auftreten, die anderwärts als "Nebenwirkungen" der Placebos gedeutet wurden. Diesbezügliche Details s. Kapitel IV/16: "Falsche Interpretation von Alltagssymptomen ('Placebo-Nebenwirkungen')"].

Ad 2.) Natürlich können bei einer psychovegetativ labilen oder neurotischen Patientin solche Symptome wie Schwäche, Palpitation und Übelkeit in dem Zeitraum nach Medikamenteneinnahme auftreten. Ehe hier aber von einem "Placeboeffekt" gesprochen werden kann, wäre erst zu klären, mit welcher Frequenz diese Symptome bei der Patientin auftraten und ob es sich nicht um ein zufälliges Zusammentreffen handelt. Außerdem könnte natürlich die Medikamenteneinnahme für diese Patientin eine Streßsituation bedeuten und von daher derartige Symptome produzieren. Als "Placeboeffekt" sollte dies alles aber nicht bezeichnet werden.

Ad 3. und 4.) Auf den ersten Blick sehr eindrucksvoll erscheint das Auftreten des Hautausschlags und der allergischen Sofortreaktion. Diese Berichte stehen aber schon klinisch gesehen in einem fragwürdigen Licht. Warum hat man bei der Patientin mit der allergischen Sofortreaktion nicht bereits nach der ersten allergischen Reaktion von weiteren Verabreichungen dieser Medikamente Abstand genommen? Warum spielte man noch zwei weitere Male mit dem Risiko der allergischen Sofortreaktion? Auch bei der Patientin mit dem Hautausschlag hat man wohl versucht, sie zu einer nochmaligen Medikamenteneinnahme zu überreden. Jedenfalls schreiben Wolf und Pinsky, daß sich diese Patientin standhaft geweigert habe, weitere dieser Medikamente zu nehmen. ("The patient firmly refused to try another batch of pills" [Wolf & Pinsky 1954]). Warum dieser Mangel an ärztlicher Verantwortlichkeit? – Doch auch wissenschaftlich sind die Ausführungen nicht tragfähig. Immerhin waren die Tabletten (Mephenesin und Placebo) ununterscheidbar, also wohl gleich gefärbt. Es kann also eine allergische Reaktion auf ein Färbemittel gewesen sein. Dazu würde auch passen, daß die Reaktion unter beiden Präparaten auftrat. Wie dem auch sei, man vermißt neben der klinischen Verantwortlichkeit auch die wissenschaftliche Sorgfalt, mit der erst andere Ursachenfaktoren ausgeschlossen werden müßten, ehe so weitreichende Schlüsse wie "toxische Placeboeffekte" gezogen werden.

Zusammenfassung

Die Studie zeigt keinen Placeboeffekt. Folgende Faktoren täuschen den von H.K. Beecher behaupteten Placeboeffekt vor:

- Spontanverbesserungen,
- einseitige Nennung der Verbesserungen bei Verschweigen der Verschlechterungen (Spontanschwankungen),
- neurotische oder psychotische Urteile,
- Alltagssymptome als Placebonebenwirkungen fehlgedeutet.

Darüber hinaus fehlen der Studie ohnehin folgende methodisch notwendigen Grundlagen für die valide Darstellung eines Placeboeffekts:

- eine zusätzliche Kontrollgruppe und
- eine ausreichende Beschreibung des Versuchsaufbaus.

Außerdem hat Beecher Daten der Originalpublikation falsch wiedergegeben.

Studie Nr. 13
L. Lasagna, F. Mosteller, J. Felsinger, H.K. Beecher: A Study of the Placebo Response, 1954

Es handelt sich um eine Doppelblindstudie derselben Arbeitsgruppe um H.K. Beecher, die auch die bereits beschriebenen Studien Nr. 7, 8, 9 und 11 durchgeführt hat. Die diesmalige Studie war in erster Linie dem Placebophänomen selbst gewidmet sowie möglichen Korrelationen zwischen Placeboeffekt und Alter, Geschlecht, psychologischen Merkmalen der Patienten, Ansprechbarkeit auf Morphium, Art der Operation und Dauer der Anästhesie.
Probanden waren erneut **Patienten der Klinik nach einer Operation**. Der Beobachtungszeitraum wurde nicht explizit angegeben, wahrscheinlich war er ähnlich wie in den vorangegangenen Studien Nr. 7, 8, 9 und 11.
Die Studie wurde mit zwei Patientengruppen durchgeführt (die später dann noch weiter unterteilt wurden):

In *Gruppe I* erhielten 69 Patienten mit postoperativen Schmerzen nacheinander 6 Medikationen s.c. (5x Morphium, 1x Kochsalz (Placebo)). Die Reihenfolge wurde randomisiert.
In *Gruppe II* wurden 93 Patienten bei postoperativen Schmerzen abwechselnd Morphium und Kochsalz subkutan verabreicht.
Jeweils 45 und 90 Minuten nach Injektion wurden die Patienten befragt, ob die Schmerzen nachgelassen hätten. Interessant ist, daß ein analgetischer Erfolg nur dann als solcher gewertet wurde, wenn später die Schmerzen wieder auftraten. Es sollte dadurch die Möglichkeit ausgeschlossen werden, einen spontanen Schmerzrückgang fälschlich als Therapieerfolg zu betrachten. ("...and for every placebo dose which produced relief it was required that pain return, to eliminate the possibility that the pain had subsided spontaneously" [Lasagna et al. 1954]). Daß diese Vorsichtsmaßnahme in einer Studie, die speziell der Erhebung des Placeboeffekts dienen sollte, für nötig gehalten wurde, unterstreicht die Kritik an Beechers Placeboquoten zu den voranstehenden Studien Nr. 7, 8 und 11 (siehe dort).
In beiden Untersuchungen (Gruppe I und Gruppe II) war die Anzahl der verabreichten Medikationen abhängig von der Dauer der Schmerzen.

Ergebnisse

Gruppe I (69 Patienten erhielten 5 Morphiumgaben und 1 Placebogabe)

1. Von 14 Patienten, die maximal 4 Medikationen (darunter 1 Placebogabe) benötigten, berichteten 7 von einer Schmerzerleichterung nach Placebogabe: 50%.
2. Von 54 Patienten, die 5 oder mehr Medikationen benötigten, berichteten 20 von einer Schmerzerleichterung nach Placebogabe: 37%. (1 Patient entfiel bei der Bewertung.)

Gruppe II (93 Patienten erhielten abwechselnd Morphium und Placebo)

15 Patienten bekamen 1 Placebogabe: 53% der Placebogaben wurden als schmerzerleichternd bezeichnet.
21 Patienten bekamen 2 Placebogaben: 40% der Placebogaben wurden als schmerzerleichternd bezeichnet.
15 Patienten bekamen 3 Placebogaben: 40% der Placebogaben wurden als schmerzerleichternd bezeichnet.
15 Patienten bekamen 4 oder mehr Placebogaben: 15% der Placebogaben wurden als schmerzerleichternd bezeichnet.
(Zählt man diese Angaben zusammen (15 + 21 + 15 + 15 = 66 Patienten), so fehlen die Angaben für 27 Patienten. Wie die Bewertung bei diesen fehlenden 27 Patienten ausgefallen ist, wird leider nicht berichtet.)

In der Originalpublikation wird noch von 69 Patienten berichtet, die 2 und mehr Placebogaben erhielten. Von ihnen reagierten 10 (14%) konstant positiv auf Placebo ("Placeboreaktoren"), 21 (30%) reagierten konstant negativ auf Placebo, der Rest reagierte unterschiedlich. Insgesamt ergaben sich zwischen den Reaktionen auf Morphium und auf Placebo folgende Korrelationen:

- Die Patienten mit hoher Erfolgsquote unter Placebo hatten auch eine hohe Erfolgsquote unter Morphium.
- Die Patienten mit niedriger bzw. keiner Erfolgsquote unter Placebo hatten auch eine niedrige Erfolgsquote unter Morphium.
- Ein langer Schmerzverlauf, d.h. eine hohe Anzahl von Medikationen, korrelierte mit einer geringen Verbesserungsquote sowohl unter Placebo als auch unter Morphium.

Beechers Schlußfolgerung

Beecher unterteilt 6 Gruppen von 14, 20, 15, 21, 15 und 15 Patienten. Je nach Gruppe wurden 50% bzw. 37%, 53%, 40%, 40% oder 15% der Patienten zufriedenstellend durch Placebo behandelt.

Kritik an Beechers Angabe

Beecher bezieht die Prozentangaben auf die Anzahl der *Patienten.* In der Originalstudie wurden sie jedoch auf *verabreichte Placebogaben* bezogen. Da Placebos in dieser Studie oft mehr als einmal verabreicht wurden, besagen diese Originaldaten nichts über die Anzahl der Patienten. Beechers Angabe ist also in dieser Hinsicht falsch. (Außerdem zitiert er einmal die Patientenanzahl falsch, statt 20 sind es 54.)

Auch in der Originalpublikation selbst [Lasagna et al. 1954] tauchen verschiedene unzureichende oder widersprüchliche Angaben auf:

- Zum Beispiel seien in die Gruppe II 93 Patienten aufgenommen worden; es werden dann aber die Ergebnisse von nur 66 Patienten berichtet. Wie die Ergebnisse bei den fehlenden 27 Patienten ausgefallen sind, wird nicht erwähnt.
- Bei jenen 66 Patienten der Gruppe II, deren Ergebnisse berichtet werden, sei die Anzahl der Placebogaben wie folgt verteilt gewesen (s.o.): 15 Patienten erhielten 1 Placebogabe, 21 Patienten erhielten 2 Placebogaben, 15 Patienten erhielten 3 Placebogaben und 15 Patienten erhielten 4 oder mehr Placebogaben. Die Zahl der Patienten, die 2 oder mehr Placebogaben erhielten, betrug demnach 51 Patienten. An einer anderen Stelle der Publikation heißt es aber zur Gruppe II, daß 69 Patienten 2 oder mehr Placebogaben erhalten hätten: "Sixty-nine patients received two or more doses of a placebo" [Lasagna et al. 1954].

Insgesamt ist deshalb Skepsis gegenüber den Zahlen dieser Studie angebracht.

In dieser Studie wurden wieder die Auskünfte der Patienten als Basis der Dokumentation akzeptiert, obwohl dies in anderen Studien (Nr. 7 und 8) derselben Autoren als unzulässig galt. Zudem erfolgte in dieser Studie die Placebogabe unter Bedingungen, die das Auftreten einer **konditionierten Antwort** oder **Gefälligkeitsauskunft** besonders begünstigen. Es gelten deshalb wieder die Gesichtspunkte, die bei der Studie Nr. 11 bereits vorgebracht wurden.
Die Studie Nr. 13 bietet noch ein weiteres wichtiges Indiz dafür, daß Gefälligkeitsauskünfte mit dazu beitrugen, eine Placebowirkung vorzutäuschen: Patienten, die 4 oder mehr (d.h. 4 oder 5) Placebogaben erhielten, gaben nur zu 15% eine Schmerzlinderung an, im Gegensatz zu 53% bei nur einmaliger Placebogabe. Lasagna und Beecher et al. [1954] schrieben hierzu: "Placebo doses are less effective in patients who receive many doses of medication and whose pain is of long duration."
Was steckt dahinter? Es ist angesichts dieser Zahlen wahrscheinlich, daß vor allem bei den anfänglichen, aber nicht mehr bei den späteren Placebogaben eine Schmerzlinderung angegeben wurde. (Der Aufbau einer anderen Studie zum postoperativen Wundschmerz zeigt dies noch deutlicher [Beecher 1956].) Dieses Phänomen ist dadurch erklärbar, daß die Patienten nach und nach durchschauten, daß sie unwirksame Substanzen erhielten. Voraussetzung dafür ist aber, daß die Placebos auch anfangs nicht wirkten. Das würde bedeuten, daß Patienten die Wirkungen anfangs nur angaben, um dem Arzt und Prüfer gefällig zu sein. H. Kiene nannte solche Gefälligkeitsauskünfte eine **experimentelle Unterordnung**: "Gemeint ist damit, daß der Proband oder die Probandin bei der Untersuchung sagen, was von ihnen erwartet wird, ohne sorgfältig zu beachten, ob die Aussage eine tatsächliche Erlebnis- oder Wahrnehmungsgrundlage hat" [Kiene 1993].
In der Gruppe I waren die Umstände sogar noch provozierender für eine konditionierte Antwort oder Gefälligkeitsauskunft. Es war eine einzige Placebogabe in eine Serie von Morphiumgaben eingeschaltet.
Insgesamt ist zu bezweifeln, daß in dieser Studie eine tatsächliche Schmerzlinderung durch Placebogaben bewirkt wurde.

(Die Themen der Gefälligkeitsauskunft und der Konditionierung werden in den Abschnitten IV/8 "Gefälligkeitsauskünfte" und IV/9 "Konditionierte Antworten" noch ausführlicher diskutiert.)

Zusammenfassung

Die Studie liefert keine plausiblen Hinweise für das Auftreten eines Placeboeffekts. Folgende Faktoren können den von H.K. Beecher behaupteten Placeboeffekt vortäuschen:

- Spontanverbesserungen,
- Gefälligkeitsauskünfte,
- konditionierte Antworten.

Darüber hinaus fehlen der Studie ohnehin folgende methodisch notwendigen Grundlagen für die Darstellung eines Placeboeffekts:
- eine zusätzliche Kontrollgruppe und
- eine Berücksichtigung der hohen Dropoutquote.

Außerdem hat Beecher Daten der Originalpublikation falsch wiedergegeben.

Studie Nr. 14
J. Gravenstein, R. Devloo, H.K. Beecher: Effect of Antitussive Agents on Experimental and Pathological Cough in Man, 1954

Diese Studie wurde durchgeführt mit der Fragestellung, ob Antitussiva den Husten objektiv verringern oder ob sie nur subjektiv zu Wohlgefühl führen, so daß sich der Patient auf Grund eines verbesserten Befindens ein Nachlassen des Hustens lediglich einbildet.
Die Studie wurde in vier einfach oder doppelt verblindeten Versuchsanordnungen durchgeführt. Lediglich in der vierten und letzten Versuchsanordnung wurde krankheitsbedingter Husten untersucht, meist bei Tuberkulosekranken. In den drei anderen Versuchsanordnungen versuchte man, bei gesunden Probanden experimentell Husten zu erzeugen und die pharmakologische Beeinflussung dieses experimentellen Hustens zu messen. Eine Schwierigkeit war hierbei, die Hustenprovokation so zu standardisieren, daß die Hustenreaktionen vergleichbar und meßbar wurden. Dies gestaltete sich als fast unüberwindlich schwierig. Im Ergebnis zeigte sich außerdem, daß experimenteller Husten mit Antitussiva selbst in hohen Dosen nicht beeinflußbar ist und daß die Untersuchungen mit experimentellem Husten nicht auf krankheitsbedingten Husten übertragbar sind.

1. Experimenteller Reizhusten (Ammoniumgas)
Durch Inhalieren von Ammoniumgas ließ sich zwar kaum Husten erzeugen, jedoch ein reflektorischer Epiglottisschluß. Man nahm ihn als Hustenäquivalent.
Mit einem Spirometer wurde Reizgas insuffliert und gemessen, welche Menge zu einem Epiglottisschluß führte. Dieses Volumen wurde je zweimal vor Medikamentengabe und je zweimal 30, 90 und 150 Minuten nach Medikamentengabe bestimmt. Die Unterschiede zwischen erster und zweiter Bestimmung betrugen allerdings bis zu 50% (große Spontanschwankung).
Das Kriterium der Arzneimittelwirkung war die Zunahme der Gasmenge, die toleriert wurde, ehe der Epiglottisschluß eintrat. Da das Ausmaß der Arzneimittelwirkung das Ausmaß der

Spontanschwankung nicht übertraf, war es nicht möglich, eine Arzneimittelwirkung von den Spontanschwankungen abzugrenzen.
Insgesamt wurden drei Untersuchungen durchgeführt:

1. Geprüft wurde die antitussive Wirkung von Kodein, Heroin, Morphium, Dextromethorphan und bei 6 Patienten Laktose (Placebo). Die Medikamente wurden je nachdem oral, subkutan oder intravenös verabreicht. Bei keinem der Medikamente konnte eine signifikante Wirkung festgestellt werden. ("...no significant change after medication could be demonstrated", S.122). Eine Abbildung in der Originalpublikation zeigte allerdings eine Gasmengenzunahme unter Placebo bis zu ungefähr 45%, womit die Placebowirkung die Wirkung der Antitussiva scheinbar weit überragt. Dieses Resultat *muß* aber ein Artefakt sein, da ja die Antitussiva selbst unter Blindbedingungen ebenfalls einen solchen Placeboeffekt hätten erzielen müssen. Im übrigen liegt auch eine 40%ige Gasmengenzunahme immer noch im Rahmen der Spontanschwankung. Man kann hier deshalb nicht von der Existenz eines Placeboeffekts sprechen.
2. 5 Probanden erhielten an drei aufeinanderfolgenden Tagen Kodein, damit dessen Kumulationswirkung untersucht werden konnte. Placebos wurden dabei nicht gegeben, so daß diese Untersuchung hinsichtlich eines möglichen Placeboeffekts irrelevant ist.
3. Bei einer dritten Untersuchung war das Zielkriterium nicht der Epiglottisschluß, sondern die "Hustenschwelle". 5 Probanden erhielten subkutan Heroin oder Placebo. Es gab dabei keine Änderung der Hustenschwelle ("No effect on the cough threshold was seen"), also auch keinen Placeboeffekt.

2. Experimenteller Reizhusten (Zitronensäure)

Durch Inhalieren von Zitronensäure wurde Husten provoziert, wobei die Anzahl der provozierten Huster vor und ½, 1, 2 und 3 Stunden nach Medikation je zweimal im Abstand von 5 Minuten gezählt wurde.
Wieder wurden drei Untersuchungen durchgeführt. Bei allen drei Untersuchungen traten aber große Spontanschwankungen und vor allem starke Gewöhnungseffekte auf. Bereits im Rahmen von zwei Messungen im Abstand von 5 Minuten sank die Anzahl der Huster spontan um bis zu 40%. Insgesamt konnte bei diesen Untersuchungen kein antitussiver Effekt festgestellt werden. ("Again no antitussive effect was demonstrated. Changes seen in the frequency of cough are due to other than the medication.") Wieder kann also nicht von einem "Placeboeffekt" gesprochen werden.

3. Experimenteller Reizhusten (Paraldehyd)

Paraldehyd wurde vor und bis zu zweieinhalb Stunden nach Medikation mit Heroin oder Placebo injiziert. Nach Injektion von Paraldehyd verspürten die Patienten eine schmerzhafte

Einschnürung der Brust. Danach kam es meist zu einem erlösenden Hustenanfall. Es wurden Dauer, Amplitude und Anzahl der Huster bestimmt.
Die Unterschiede vor und nach Medikation waren sehr gering im Vergleich zu den Spontanschwankungen, weswegen eine hustenunterdrückende Wirkung nicht festgestellt werden konnte: "It shows that the difference between the before and after medication values, if there are any, are too small to become impressive, due to great variation in response in the same subject at different times and from subject to subject." – Wieder kann von einem Placeboeffekt keine Rede sein.

4. Pathologischer Husten (Tuberkulosepatienten)
In zwei Untersuchungsreihen sollte der antitussive Effekt von Dextromethorphan, Kodein, Heroin, Narkotin und N-Allylmorphin im Vergleich zu Placebo untersucht werden. Über die Placebowirkung selbst konnte in diesen Untersuchungen keine Aussage gemacht werden, da die Patienten die Placebogabe nicht tolerierten und wirksame Antitussiva forderten. ("It was not possible to answer the question as to how effective placebos may be in diminishing cough frequency or in producing a satisfactory response...") Wieder kann man nicht von der Existenz eines Placeboeffekts ausgehen.

Beechers Schlußfolgerung
Der Husten konnte zufriedenstellend gelindert werden durch Placebos ("satisfactorily relieved by a placebo") bei 36% von 22 Probanden und bei 43% von 22 weiteren Probanden.

Kritik an Beechers Angabe
Die von Beecher genannten Zahlen können in der Originalpublikation nicht gefunden werden. Festzuhalten ist, daß die Autoren der Originalpublikation selbst bei jeder der Untersuchungen betont hatten, daß es keine feststellbaren Placeboeffekte gegeben habe.

Zusammenfassung
Die Studie zeigt keinen Placeboeffekt. Beechers Zahlen finden sich in der Studie nirgendwo. Die Autoren selbst betonten, daß kein Placeboeffekt festgestellt werden konnte.

Studie Nr. 15

L. Lasagna, J. v. Felsinger, H.K. Beecher: Drug-induced Mood Changes in Man. 1. Observations on Healthy Subjects, Chronically Ill Patients, and "Postaddicts", 1955

In dieser doppelblinden Studie sollte die Einwirkung von zentralnervös wirksamen Substanzen (Pentobarbital, Amphetamin, Morphium, Heroin) auf die seelische Stimmung untersucht werden. Zu beachten war dabei natürlich, daß Stimmungen auch ohne Einwirkung von Pharmaka erheblichen Schwankungen unterworfen sein können. Man versuchte, diesem Problem in zweifacher Weise zu begegnen:

1. Die Probanden wurden abgeschirmt. Es waren nur bestimmte Tätigkeiten wie Lesen, Radiohören und Fernsehen erlaubt.
2. Es wurden zur Kontrolle Placebos gegeben.

In die Studie wurden einbezogen:

– *20 gesunde Probanden.* Sie befanden sich wahrscheinlich einzeln in einem Untersuchungszimmer und durften währenddessen nur sitzen oder liegen und lesen.
– *30 drogenabhängige Häftlinge.* Sie durften während der Untersuchung zusammensitzen, Karten spielen, Radio hören, fernsehen, rauchen und umhergehen.
(– *30 chronisch kranke Patienten.* Bezüglich dieser Patienten macht Beecher keine Angaben zum Ausmaß des Placeboeffekts. Sie werden deshalb im weiteren nicht berücksichtigt.)

Die gesunden wie auch die drogenabhängigen Probanden füllten jeweils vor sowie ½, 1, und 2 Stunden nach Medikamentengabe einen skalierten Fragebogen aus. Erfaßt wurden Modalitäten ihres Denkens, ihrer Konzentration, ihrer Stimmung, ihrer Wachheit sowie auch physische Symptome. Der Fragebogen enthielt Skalen zur Selbsteinschätzung, wie z.B.:
sad 3 – 2 – 1 – 0 – 1 – 2 – 3 happy.
Zuletzt beschrieb jeder Proband die Wirkung des jeweiligen Präparats auch noch mit eigenen Worten.

Beechers Schlußfolgerung

Bei 30% der gesunden Probanden und bei 30% der Drogenabhängigen ergab sich eine zufriedenstellende Linderung durch die Placebogabe.

Kritik an Beechers 30%-Angabe

In "The Powerful Placebo" stehen Beechers Angaben zu dieser Studie unter der Gesamtüberschrift "Therapeutic Effectiveness of Placebos in Several Conditions". Eine solche "therapeutische Wirkung", oder wie Beecher auch sagt, "zufriedenstellende Linderung" ("satisfactorily

relieved by a placebo") sei also in dieser Studie bei 30% der normalen, gesunden Probanden und bei 30% der drogenabhängigen Probanden eingetreten.
Nun aber der erste Widerspruch: Es findet sich in dieser Studie nirgendwo eine *therapeutische* Wirkung. Es handelt sich nicht um eine Therapiestudie; es sollte lediglich geprüft werden, welche Stimmungsänderungen durch Injektion der genannten Prüfmedikamente verursacht werden. Dabei konnten also bestenfalls irgendwelche ungezielten Wirkungen der Placebos festgestellt werden, keinesfalls aber therapeutische.
Es stellt sich noch die zweite Frage: War das, was Beecher als 30%-Quote angab (und was jedenfalls nichts Therapeutisches war), eine *Wirkung* der Placebos, oder war es etwas, das auch ohne die Injektion der Placebos eingetreten wäre?
Um dies zu beantworten, muß man in die Details gehen:

Kommentar zu den Placeboinjektionen bei 20 normalen, gesunden Probanden

- 5 Probanden verspürten absolut keine Wirkung.
- 9 Probanden hatten, wie die Autoren schreiben, leichte Wirkungen ("had slight effects"). Wie dann aber ebenfalls bemerkt wurde, betrachteten die Probanden selbst die betreffenden Phänomene nicht als Wirkungen der Injektionen, sondern als Folge des ruhigen Sitzens und Lesens. Als Phänomene wurden genannt: "less energetic", "slightly sleepy", "slightly lazy".
- 6 weitere Probanden führten verschiedene Phänomene tatsächlich auf die Injektionen zurück. Diese 6 Probanden (von insgesamt 20) sind also die 30%, von denen Beecher sprach. Im einzelnen ergab sich hier folgendes: 5 (dieser 6) Probanden hatten leicht angenehme Empfindungen: "slightly happier", "a little high", "more contented". 1 Proband sprach dagegen von "headache, groggy, less contented, shaky, confused".
  Die entscheidende Frage ist nun aber, warum man eigentlich der Urteilskraft dieser Probanden vertrauen sollte? Warum sollte das "slightly happier", "more contented" oder "groggy" usw. bei diesen Probanden als eine Folge der Placeboinjektionen akzeptiert werden, wenn bei den voranstehend genannten 9 Probanden das "slightly sleepy" und "slightly lazy" als Folge des Herumsitzens interpretiert wurde? Wenn sich die Stimmung "slightly" oder "little" verbessert, so kann dies doch auch durch angenehme Lektüre, durch bloße Ruhe oder durch einen freundlichen Versuchsleiter verursacht sein. Es müßte hier schon etwas genauer geprüft werden, warum und mit welcher Art von Berechtigung diese 6 Probanden ihre Stimmungslage auf die Injektion zurückführen, ehe man einen 30%igen Placeboeffekt unterstellt. Zu berücksichtigen sind hier auch die Ergebnisse von D.M. Green [1969] sowie M. Reidenberg & D. Lowenthal [1968], die gefunden haben, daß nicht wenige "Symptome" zu einem nicht geringen Prozentsatz bereits vor der

Behandlung bei Patienten vorhanden und als alltägliche Erscheinungen zu werten sind. "Slightly happy", "slightly sleepy" und "groggy" dürften in diese Kategorie gehören. Daß Beecher hier von einer "Effectiveness" der Placebos spricht, ist übertrieben.

Kommentar zu den Placeboinjektionen bei 30 drogenabhängigen Probanden

- 21 Probanden verspürten keine Effekte nach Placeboapplikation.
- 9 Probanden verspürten, so die Autoren, unterschiedliche Effekte in unterschiedlichem Maße. Dies sind die 30%, von denen Beecher spricht. Nach Aussage der Autoren haben allerdings 4 (dieser 9) Probanden die Phase nach Placebo weder als angenehm noch als unangenehm erfahren. Folglich ist nicht ersichtlich, wie hieraus ein Placeboeffekt abgeleitet wird.
- Es bleiben also noch 5 Probanden. 4 von ihnen empfanden die Placebogabe als unangenehm. Wen wundert das? Ein Drogenabhängiger, der die Wirkung einer Droge erwartet, aber getäuscht wurde und nur Kochsalz injiziert bekommt, empfindet natürlich die Wirkung als nicht angenehm. Ein Beweis für die Wirkung des "Powerful Placebo" ist das nicht.
- Es bleibt ein einziger Proband, der in der Zeit nach Placeboinjektion eine angenehme Erfahrung hatte. Dies ist wiederum kein Hinweis auf einen Placeboeffekt.

Das heißt: Der angebliche Placeboeffekt löst sich in nichts auf, von einem "therapeutischen" Effekt ganz zu schweigen.

Zusammenfassung

Die Studie zeigt keinen Placeboeffekt. Folgende Faktoren täuschen den von H.K. Beecher behaupteten Placeboeffekt vor:

- irrelevante Prüfkriterien,
- unklare Kriterien der Arzneimittelwirkung,
- Alltagssymptome.

Darüber hinaus fehlen der Studie folgende methodisch notwendigen Grundlagen für die Darstellung eines Placeboeffekts:

- Fehlen einer therapeutischen Situation und
- eine zusätzliche Kontrollgruppe.

Zusammenfassende Beurteilung der Studien

In den von H.K. Beecher in "The Powerful Placebo" (1955) zusammengestellten und hier ausgewerteten Studien ist das Auftreten des Placeboeffekts nicht belegt. In Tabelle 7 sind die Faktoren zusammengefaßt, die in diesen Studien einen Placeboeffekt vortäuschten. Außerdem zeigten die Studien verschiedene Schwächen hinsichtlich einer validen Bestimmung des Placeboeffekts (s. Tab. 8).
Faktoren, die einen Placeboeffekt vortäuschen können, werden in den folgenden Kapiteln ausführlich beschrieben.

Tab. 7. Faktoren, die in den von H.K. Beecher zusammengestellten Studien einen Placeboeffekt vortäuschten.

Studie Nr.	**1**	**2**	**/**	**4**	**5**	**6**	**7**	**8**	**/**	**10**	**11**	**12**	**13**	**14**	**15**
Spontanverbesserungen	x	x	/	x	x	–	x	x	/	–	x	x	x	–	–
Einseitiges Nennen der Verbesserungen, Verschweigen der Verschlechterungen (Spontanschwankungen)	–	x	/	–	x	x	–	x	/	–	–	x	–	–	–
Selektionseffekte	x	x	/	–	–	x	–	–	/	x	x	–	–	–	–
Skalierungseffekte	x	x	/	–	–	x	–	–	/	–	–	–	–	–	–
Begleitende Therapie	x	–	/	–	x	–	–	–	/	–	–	–	–	–	–
Irrelevante Prüfkriterien	–	–	/	–	x	x	–	–	/	–	–	–	–	–	x
Gefälligkeitsauskünfte	–	–	/	–	–	–	–	–	/	x	x	–	x	–	–
Konditionierte Antworten	–	–	/	–	–	–	–	–	/	–	x	–	x	–	–
Psychotische oder neurotische Angaben	–	–	/	–	–	–	–	–	/	–	–	x	–	–	–
Falsches Zitieren	–	–	x	x	–	x	–	x	x	x	x	x	x	x	–
Alltagssymptome als Placebonebenwirkungen fehlgedeutet	–	–	/	–	–	–	–	–	/	–	–	x	–	–	x
Gewöhnungseffekte	–	–	/	x	–	–	–	–	/	x	–	–	–	–	–
Mangelhafte Definition der Arzneimittelwirkung	–	–	/	–	x	x	–	–	/	–	–	–	–	–	x
Vortäuschen des Placeboeffekts durch Rückbildung der Nebenwirkung vorangegangener Medikation	–	–	/	–	–	–	–	x	/	–	–	–	–	–	x

Tab. 8. Methodische Schwächen hinsichtlich einer validen Bestimmung des Placeboeffekts in den von H.K. Beecher zusammengestellten Studien.

Studie Nr.	**1**	**2**	**/**	**4**	**5**	**6**	**7**	**8**	**/**	**10**	**11**	**12**	**13**	**14**	**15**
Fehlen einer zusätzlichen Kontrollgruppe	x	x	/	–	x	x	x	x	/	x	x	x	x	–	x
Fehlen einer therapeutischen Situation	–	–	/	–	–	–	–	–	/	x	–	–	–	–	x
Unstimmigkeiten der Publikation (Unglaubwürdigkeiten)	–	–	/	–	–	–	–	x	/	–	–	–	x	–	–
Unglaubwürdiger Proband	–	–	/	–	–	–	–	–	/	x	–	–	–	–	–
Fehlen eines kritischen Überprüfens der Patientenangaben	x	–	/	–	–	–	–	–	/	–	–	–	–	–	–
Hohe Dropoutquoten	x	x	/	–	–	x	–	–	/	–	–	–	x	–	–
Schlechte Beschreibung des Studienaufbaus	–	x	/	–	–	–	–	–	/	x	–	x	x	–	–

Anmerkung: Studie Nr. 3 und Studie Nr. 9 konnten nicht ausgewertet werden. Die Literaturangaben waren falsch, die Originalarbeit bzw. die genaue Beschreibung des Studienablaufs waren deshalb nicht aufzufinden.

IV. Faktoren, die das Auftreten eines Placeboeffekts vortäuschen können

1. Spontanverbesserungen

"Sick people often get better." – In lapidarer Kürze nennt R. Liberman [1962] diese alltägliche Tatsache, die in der Placeboliteratur oft übersehen wird. Dieses Übersehen wurde mehrmals deutlich in den analysierten Studien der voranstehenden Seiten. Das Ausmaß des "Placeboeffekts" war z.B. in den Studien zum postoperativen Wundschmerz zum Großteil nichts anderes als das spontane Nachlassen der Schmerzen (Studien Nr. 7, Nr. 8 und Nr. 11). Auch eine akute Erkältung klingt üblicherweise bei mindestens 35% der Erkrankten innerhalb von 6 Tagen ab (Studie Nr. 1). Man kann und darf dies nicht ernsthaft auf einen "powerful influence" des Placebo schieben. Spontanverbesserungen wurden von Beecher auch in den Studien zur Angina pectoris und zu Brustschmerzen nicht berücksichtigt (Studien Nr. 2 und Nr. 5). Sie sind eine allgegenwärtige Erscheinung in sämtlichen Studien, die als Beleg für die Existenz des Placeboeffekts dienen sollen.

Um einen Einfluß von Placebos definitiv zu demonstrieren, wäre der **Vergleich mit einer unbehandelten Kontrollgruppe** nötig. Dies stellte bereits L. Schindel [1967] fest: "Kontrollen sind für die klinischen Auswertungen von Arzneimitteln das Entscheidendste – gleichgültig ob es sich um pharmakologisch wirksame Verbindungen handelt oder um Placebos." Tatsächlich findet sich bei den von Beecher zusammengestellten Studien auch eine Studie mit einer unbehandelten Kontrollgruppe, nämlich die Studie von L. Gay und P. Carliner zur Behandlung der Seekrankheit (Studie Nr. 4). Hier gab es neben der Gruppe, die prophylaktisch mit Placebo behandelt wurde, auch 3 Gruppen, die keinerlei Prophylaxe erhielten. Das Ergebnis dieser Studie zeigt, daß die Erkrankungshäufigkeit der Placebogruppe genau im gleichen Bereich lag wie die Erkrankungshäufigkeit der unbehandelten Gruppen. Es läßt sich also eindeutig zeigen, daß es hier – entgegen Beechers Behauptung – *keinen* Placeboeffekt gab.
Eine weitere (von Beecher nicht angeführte) Studie zur Seekrankheit enthielt ebenfalls eine unbehandelte Gruppe. Die Studie wurde von D.B. Tyler [1946] an 563 Soldaten durchgeführt, die vor einer Seefahrt teils eine Placeboprophylaxe erhielten und teils unbehandelt blieben. 35% der unbehandelten Soldaten wurden seekrank, und zwar 13% schwerwiegend. Das gleiche ergab sich für die Placeboprobanden: 34% wurden seekrank, 15% schwerwiegend. Wie man sieht, bestand kein Unterschied. Folglich gab es *keinen* Placeboeffekt. Auch Tyler selbst schreibt: "There was no 'placebo' effect" [Tyler 1946].
Man bemerke jedoch: Die Tatsache, daß in dieser Tyler-Studie 66% unter Placebo nicht seekrank wurden (wie auch 65% der Unbehandelten) könnte leicht dazu benutzt werden, einen 66%igen Placeboeffekt zu behaupten. Beecher deutete bei ähnlicher Faktenlage

immerhin einen 58%igen Placeboeffekt in die Studie von Gay und Carliner (Studie Nr. 4) hinein.

Bei allen diesen Studien wird in der Placeboliteratur von **Placeboeffekt** oder von **Placebowirkungen** geschrieben. H.K. Beecher betont nachdrücklich, es handle sich um "a real therapeutic effect" [Beecher 1955]. Es ist aber falsch, von einem Effekt oder einer Wirkung der Placebos bei etwas zu sprechen, das auch ohne die Placebogabe eingetreten wäre. Der Spontanverlauf einer Erkrankung ist eben nicht ein Effekt oder eine Wirkung von Placebos. Die in der Placeboliteratur oft übersehene Tatsache, daß sich Erkrankungen spontan bessern können, haben z.B. auch A. Bückert & W. Niederberger [1963] hervorgehoben: "Es wird viel zu selten daran gedacht, daß bei einem Teil der Patienten viele akute Affektionen von selbst ausheilen können. Die Annahme, der Heilungseffekt bei unbehandelten Patienten sei stets 0%, ist demnach unzutreffend. Außerdem ist zu berücksichtigen, daß auch bei chronischen Leiden spontane Remissionen vorkommen, wobei aber immer damit zu rechnen ist, daß später durch einen neuen Schub eine Verschlechterung eintreten kann."

2. Einseitige Nennung der Verbesserungen bei Verschweigen der Verschlechterungsquoten (Spontanschwankungen)

Bei akuten Erkrankungen ist die spontane Ausheilung zu berücksichtigen, bei chronischen Krankheiten dagegen das Phänomen der spontanen Schwankungen der Beschwerden. Bei chronischen Erkrankungen genügt es nicht, nur den Prozentsatz der Patienten zu nennen, die eine Verbesserung unter Placebo erfahren haben (und diesen Prozentsatz als "Placeboeffekt" zu bezeichnen); es muß zum Vergleich die Verschlechterungsquote mitgenannt werden.
In Beechers Studiensammlung ist diese Nachlässigkeit besonders deutlich bei den Studien Nr. 2, 5, 6, 8 und 12. Auch in der umfangreichen Studiensammlung von H. Haas [1959] (wiedergegeben von W. Janke [1963] und P. Netter [1986]) gibt es entsprechende Beispiele. Einige seien hier herausgegriffen:

- Mit Bezug auf eine Publikation von M.Dyken & P.T.White [1956] nennt Haas einen 21%igen Placeboeffekt bei **zerebralem Insult**. Nicht erwähnt wird allerdings, daß 10 von 19 Patienten, d.h. 53% (!), verstorben sind. Man darf angesichts dieses Ergebnisses nicht von einem "Placeboeffekt" sprechen.
- Mit Bezug auf eine Publikation von J. Lichstein et al. [1955] gibt Haas einen Placeboeffekt in Höhe von 56% bei **Magen-Darm-Störungen** an. Nicht erwähnt wird dabei, daß laut Originalpublikation bei der Behandlung des Colon irritabile auch 43% Verschlechterungen aufgetreten waren. Der Zustand hat sich also ungefähr bei der Hälfte der Patienten gebessert und bei der anderen Hälfte verschlechtert, was bei einer zu Spontanschwankun-

gen neigenden Erkrankung nur natürlich ist. (Hinzu kommt, daß die Placebopatienten mit Beruhigungsmitteln und diätetisch behandelt wurden, so daß von einem "Placeboeffekt" keine Rede sein kann.)

- Besonders drastisch ist Haas' Angabe, es würden Placebos bei **Morbus Parkinson** in 46% der Fälle helfen. Hier wurde nicht nur die Verschlechterungsquote vernachlässigt, sondern auch die Verbesserungsrate falsch wiedergegeben. Die Originalpublikation von H.A. Kaplan et al. [1954] besagt folgendes: Nach eigener Einschätzung der Patienten gab es eine Besserung in 18,1%, eine Verschlechterung in 63,6% (!) und einen unveränderten Verlauf in 18,1% der Fälle. Die neurologische Untersuchung zeigte eine Verbesserung bei 6%, eine Verschlechterung bei 42,4% (!) und einen unveränderten Verlauf bei 51,5%.
- Ebenfalls drastisch ist die Angabe eines 20%igen Placeboeffekts bei **Angina pectoris**. Ein Blick in die Originalliteratur [LeRoy 1941] zeigt, daß sich unter Placebo eine 72%ige (!) Verschlechterungs- bzw. Rückfallquote ergab.

Die Liste derartiger Studien ließe sich beliebig verlängern. Von einer therapeutischen Wirksamkeit der Placebos kann in allen diesen Studien nicht die Rede sein.

3. Regression to the mean

Wieviel des sogenannten Placeboeffekts ist in Wirklichkeit ein Kunstprodukt der statistischen Datenerhebung bei bloßen Normalisierungsvorgängen? – "How much of the Placebo 'Effect' is really Statistical Regression?" – Unter diesem Titel schrieben McDonald, Mazzuca und McCabe [1983] einen bemerkenswerten Artikel:

"*Regression to the mean*" bezeichnet die Tendenz, daß extreme Meßwerte bei wiederholten Erhebungen näher an den Mittel- oder Normalwert heranrücken. ("Statistical regression describes a tendency of extreme measures to move closer to the mean when they are repeated" [McDonald et al. 1983].) Ein Beispiel: Extrem kleine Eltern haben mit großer Wahrscheinlichkeit Kinder, die größer sind; die Körpergröße der Kinder ist wieder näher am Durchschnittswert.

Dieses wohlbekannte Phänomen wurde erstmals von F. Galton [1885/86] erfaßt und seither bei medizinischen Untersuchungen von vielen Autoren beschrieben [Ederer 1972, Gardner & Heady 1973, David 1976, Shepard 1981].

Als eine Sonderform des "Regression to the mean" können Spontanbesserungen (insbesondere auch im Rahmen von Spontanschwankungen) betrachtet werden. Dennoch sei diesem allgemeinen Phänomen des "Regression to the mean" hier ein eigener Abschnitt gewidmet,

vor allem um noch näher auf die beachtenswerte Publikation von McDonald et al. [1983] einzugehen. Diese Publikation scheint die einzige in der bisherigen Placeboliteratur zu sein, in der umfängliche Zweifel an den allseits behaupteten Placeboquoten vorgebracht und begründet wurden. "We argue that most improvements attributed to the placebo effect are actually instances of statistical regression" [McDonald et al. 1983].
McDonald bezieht sich, wie ja auch die vorliegende Arbeit, bei seiner Kritik in erster Linie auf Beechers "The Powerful Placebo". Auch McDonald bemängelt zuerst, daß Beecher die Verschlechterungen unter Placebo verschwiegen habe. Die von Beecher genannte durchschnittliche 35%-Placeboquote sei deshalb weder in Richtung noch in Größe der wahre Placeboeffekt. Mit dieser Erhebungstechnik, so führt McDonald weiter aus, könne man bei jeder klinischen Visite bei durchschnittlich 50% der Patienten eine Gewichtsabnahme demonstrieren, auch wenn in Wahrheit das Durchschnittsgewicht der Patienten unverändert bleibt: "This is neither the average improvement per patient nor the average direction of change. The percentage reported is the number of patients who improved divided by the number treated, and contains no information about patients who worsened under placebo treatment. (Using the same technique, a clinic weighing patients with a scale accurate to the gram could demonstrate a 50 per cent weight loss each visit when there was no change in the average weight.) Thus, this measure is not a useful one for our purpose. The magnitude of improvement and the number of patients who worsened under placebo therapy were not reported in many of the papers of that era" [McDonald et al. 1983].

McDonald untersuchte sodann eine Zufallsauswahl von 30 placebokontrollierten Studien, die im Abridged Index Medicus aufgeführt waren, in Hinblick auf die *durchschnittliche* Zustandsverbesserung der placebobehandelten Patienten. Die Zielkriterien dieser Studien waren teils biologische, physiologische und anatomische Meßwerte und teils subjektive Kriterien wie Schmerzempfindung. 16 der Studien zeigten eine positive Veränderung unter Placebo, 1 Studie zeigte keine Veränderung, und in 13 Studien verschlechterten sich die Variablen unter Placebotherapie. Der arithmetische Mittelwert der Verbesserung betrug 9,9% und die mediane Verbesserung (der angemessenere Wert) 0,3%. Es gab also in diesen Studien keinen Placeboeffekt.
Oft wird behauptet, es seien nur oder vor allem die subjektiven Beschwerden, die durch Placebogaben beeinflußt würden. McDonalds Ergebnisse widersprechen dieser Auffassung. Die subjektiven Verbesserungen waren noch geringer als die objektiven: "The inclusion of objective measurements in our report did not account for the lesser overall effect, since the average improvement observed in subjective parameters was actually less than that in the objective parameters" [McDonald et al. 1983].
Mit diesem Ergebnis (nämlich: Placeboeffekt gleich 0,3 Prozent) ergänzt und bestätigt McDonald die Aussage der vorliegenden Arbeit.

Interessant sind die weiteren Untersuchungen McDonalds. Mit Daten aus der Literatur sowie mit den Laborwerten von 12.000 Patienten wurde die Größe der statistischen Regression bestimmt. Bei diesen Meßreihen kam es zu Regressionswerten bis zu 37%. Als wahrscheinlichste Erklärung hierfür erschien ein "Regression to the mean".

McDonald et al. schließen deshalb, daß die quantitative Größe eines "Regression to the mean" den meisten der beobachteten Placeboeffekten entspricht: "The numerical size of the improvement we observed in placebo-treated patients and that ... due to statistical regression were remarkably similar."

Viele der Besonderheiten des sogenannten Placeboeffekts, meint McDonald, lassen sich als "Regression to the mean" erklären: zum Beispiel die große Variabilität des "Placeboeffekts", sein besonderes Wirksamwerden in Streßsituationen und das Hervortreten bei subjektiven Parametern: "Many of the unusual characteristics of the placebo 'effect' could be explained by assuming that statistical regression is responsible for the observed improvements. By definition, statistical regression is a random phenomenon and therefore could explain the observation that the placebo effect is 'not uniform, constant or predictable' in individual patients. Regression is proportional to the degree of the baseline abnormalcy and therefore could explain the observation that the placebo effect is 'most effective when stress (anxiety or pain, for example) is greatest'. Statistical regression is proportional to measurement unreliability ... and single point human observations tend to be less reliable than comparable objective measurements. This could explain the traditional wisdom that subjective measurements are more susceptible to placebo influence than objective measurements" [McDonald 1983].

Auch McDonald et al. betonten, wie wichtig für die Placeboforschung **Kontrollgruppen mit unbehandelten Probanden** wären. Eine einzige solche Arbeit konnten sie finden. Es war eine randomisierte Studie der Medical Research Council Working Party zum milden Bluthochdruck [Report of Research Council Working Party 1977]. Bei dieser Studie zeigte sich zwar unter Placebo ein unerwartet großer und anhaltender Abfall des systolischen und auch des diastolischen Blutdrucks. Doch dieser Abfall fand sich in gleicher Weise auch bei völlig unbehandelten Patienten: "This fall in pressure in people taking inert tablets was further investigated by including a subgroup of controls who attended clinics at the same frequency but were only under observation. They showed changes in pressure identical with those found in patients receiving placebo" [Report of Research Council Working Party 1977]. Der Blutdruckabfall der placebobehandelten Kontrollgruppe war deshalb als Ergebnis einer Gewöhnung an die Krankenhausverhältnisse und als Ergebnis eines "Regression to the mean" zu interpretieren, nicht aber als ein Placeboeffekt: "The fall in pressure in the control group was therefore attributed to habituation to clinic procedures and regression towards the norm and was independent of the tablet itself" [Report of Research Council Working Party 1977].

McDonalds interessante Ausführungen bekräftigen, welche Vorbehalte gegenüber den üblichen Angaben zum Placeboeffekt nötig sind. Zumindest ist eine außerordentliche Sorgfalt bei der Interpretation der Placeboliteratur erforderlich. Leider fand die McDonald-Publikation bislang nicht die ihr gebührende Aufmerksamkeit. Nicht einmal in dem bekannten Placebobuch von White, Tursky und Schwartz [1985] ist sie erwähnt.

4. Selektionseffekte

> Eine weitere Steigerung der Verbesserungsquote (des "Placeboeffekts") kann künstlich erzeugt werden, wenn die Patienten der Studie folgendermaßen *selektiert* werden: Wenn es den Patienten besser geht, kommen sie in die Placebogruppe, wenn es ihnen schlechter geht, werden sie (wieder) mit dem Verum behandelt.

Beispiele bieten mehrere der von Beecher aufgelisteten Studien:

- In der Studie Nr. 11 zur postoperativen Schmerzlinderung [Beecher et al. 1953] wurden nur Patienten behandelt, denen es postoperativ so gut ging, daß sie orale Medikamente zu sich nehmen konnten. Bei Verschlechterung des Befindens wurden sie aus der Studie und der Auswertung (!) ausgeschlossen, bis es ihnen wieder besser ging.
- In der Studie Nr. 2 zur Angina pectoris [Evans & Hoyle 1933] wurde solange mit Placebo behandelt, wie es den Patienten gut ging, wogegen eine Zunahme der Anginaanfälle zu erneuter Verumbehandlung führte.
- In der Studie Nr. 6 zur Angina pectoris (Greiner et al. 1950) entschied ein Arzt aufgrund der Patientenunterlagen, mit welchem Präparat (ob Khellin oder Placebo) weiterbehandelt werden sollte. Dadurch kam es zu einer Selektion günstiger Krankheitsverläufe in der Placebogruppe.

Dieser *Selektionseffekt* kann einen "Placeboeffekt" vortäuschen.

5. Skalierungseffekte

Neben dem Selektionseffekt gibt es noch einen weiteren Effekt, der die Verbesserungsquote (den "Placeboeffekt") künstlich steigern kann, nämlich einen Skalierungseffekt.

Bei den von Beecher aufgelisteten Studien findet sich dieser Effekt in der Studie von Evans & Hoyle (Studie Nr. 2). In dieser Studie wurden die Angaben der Patienten in ein Schema mit folgenden Kategorien übertragen:

- starke Verbesserung
- mäßige Verbesserung
- keine Verbesserung
- Verschlechterung

Dieses Erhebungsschema ist in sich *asymmetrisch* und verleitet dazu, relativ zu wenige Verschlechterungen und relativ zu viele Verbesserungen einzutragen. Ein wirklich verläßliches Schema müßte *symmetrisch* sein, wie z.B.:

- starke Verbesserung
- mäßige Verbesserung
- weder Verbesserung noch Verschlechterung
- mäßige Verschlechterung
- starke Verschlechterung

Durch ein asymmetrisches Schema kann eine Besserungsquote vorgetäuscht werden, welche die Besserungsquoten des klinischen Alltags überschreitet; es kann somit die Existenz eines Placeboerfolgs suggeriert werden.

6. Begleitende Therapiemaßnahmen

Nicht selten erweist sich bei der Analyse der Studien ein angeblicher Placeboeffekt als die Wirkung zusätzlicher Therapiemaßnahmen. Häufig erhalten die Patienten der Placebogruppe weitere Medikamente, supportive Maßnahmen oder psychologische Unterstützung. Bei eintretendem Therapieerfolg darf deshalb nicht von einem Placeboeffekt gesprochen werden. Beispiele hierzu boten verschiedene der von Beecher aufgelisteten Studien:

- In der Travell-Studie zur Behandlung der Angina pectoris (Studie Nr. 5) hat ein Teil der Patienten (und zwar auch in der Placebogruppe) eine bekanntlich wirksame Nitroglycerinmedikation erhalten. In der Diehl-Studie zur Behandlung von Erkältungskrankheiten (Studie Nr. 1) war es den Patienten erlaubt, zusätzliche physikalische und diätetische Maßnahmen vorzunehmen. In beiden Studien muß man also nicht nur die Spontanbesserungen berücksichtigen, sondern auch noch die mögliche Wirkung zusätzlicher Therapiemaßnahmen, bevor die Besserungen als Placebowirkungen gedeutet werden können.

Sehr deutlich wird die Problematik bei folgenden Beispielen:

- Haas [1959] (der von Janke [1967] und dieser wiederum von Netter [1986] zitiert wird) schreibt von einem 40%igen Placeboeffekt bei **Alkoholismus** und bezieht sich dabei auf eine Publikation von R. Wells [1957]. Es wurde damals in einer placebokontrollierten Doppelblindstudie mit 145 chronischen Alkoholikern die Wirkung von Reserpin untersucht. Die Mehrzahl der Probanden trank Alkohol seit über 15 Jahren, hatte erhebliche körperliche und soziale Probleme und war sehr motiviert, den Alkoholismus zu überwinden. Es wurde diesen Alkoholikern durch geschultes Personal einer Spezialklinik (Sozialarbeiter, Psychologen, Ärzte) bei der Lösung ihrer Probleme geholfen. Zusätzlich erhielten 112 von ihnen Reserpin, und 33 erhielten zur Kontrolle Placebos. Falls angezeigt, wurde auch mit Disulfiram oder zusätzlichen Medikamenten behandelt.
  In der Placebogruppe konnte der Zustand von 4 Patienten gebessert werden (2 schwere, 1 mittelschwerer und 1 leichter Alkoholiker), d.h., sie tranken während mindestens 9 Monaten keinen Alkohol, konnten wieder arbeiten und wurden auch wieder von ihren Familien aufgenommen. Aus den Beschreibungen der Lebensumstände dieser 4 Patienten geht hervor, daß ihnen eine soziale Wiedereingliederung sehr wichtig war. Der Zustand von 3 weiteren Patienten der Placebogruppe wurde geringfügig ("slightly") gebessert, d.h. sie tranken zwar weiterhin und auch nicht weniger, aber mit geringerer Frequenz, und sie verloren vor allem die Motivation zur Therapie nicht.
  Folgendes ist zu der Studie und ihrer Zitierung zu sagen:
  Zunächst ist von den 40%, die Haas nennt, in der Originalpublikation nichts zu finden. Nur 4 Patienten (= 12%) oder allenfalls 7 Patienten (= 21%) zeigten eine Besserung ihres Zustands. Zudem sind die 3 geringfügigen Besserungen, so wie sie beschrieben wurden, gerade bei Alkoholikern nicht wirklich unter der Rubrik "Erfolg" zu verbuchen. Vor allem aber lassen sich die 4 wirklichen Besserungen (bei insgesamt 33 Patienten, von denen sich auch 7 verschlechtert haben) nicht auf einen Placeboeffekt zurückführen. Die entscheidende Hilfe für diese sehr therapiemotivierten Alkoholiker war doch fraglos die professionelle menschliche Hilfe durch Ärzte, Psychologen und Sozialarbeiter. Sicherlich nicht das Placebo, sondern das aufwendige Therapieprogramm gab in den Erfolgsfällen den Ausschlag. Die Erfolge dem Placebo zuzuschreiben, ist irreführend und falsch.
  Der angeblich 40%ige Placeboeffekt bei Alkoholismus wird also vorgetäuscht durch falsches Zitieren und durch Nichtbeachten der therapeutischen Begleitmaßnahmen.

- Ebenfalls bei Haas [1959], Janke [1967] und Netter [1986] wird ein 21%iger Placeboerfolg bei **Schlaganfall** genannt. Bezugsliteratur ist eine Publikation von M. Dyken & P.T. White [1956]. Hier wurden von 36 Patienten mit zerebralem Insult 19 mit Placebos und 17 mit Kortison behandelt, und zwar zusätzlich zu der üblichen supportiven (internistischen, physikalischen etc.) Therapie. 10 Patienten der Placebogruppe und 13 der Kortisongruppe starben, und bei 4 Patienten der Placebogruppe und 2 der Kortisongruppe besserte sich das Befinden. – Diese Zahlen sind die Grundlage, auf der von einem 21%igen Placeboeffekt gesprochen wird! – Abgesehen von der Basistherapie wäre auch hier wieder zu berücksichtigen, daß der Zustand sich bei einer kleinen Anzahl von Apoplexie-Patienten auch spontan bessern kann, und vor allem, daß eine internistische und physikalische Basistherapie durchgeführt wurde. Ein therapeutischer Placeboeffekt ist hier nicht einmal andeutungsweise zu sehen.

7. Irrelevante Prüfkriterien

Nicht wenige Angaben zum Placeboeffekt stützen sich auf Prüfkriterien, die für die betreffende Erkrankung irrelevant sind. Dadurch werden starke Placebowirkungen genannt, wo in Wirklichkeit kaum Änderungen im Krankheitsverlauf eingetreten sind.

- Ein Beispiel: In den vielzitierten Übersichtsarbeiten zum Placeboeffekt von H. Haas et al. [1959], W. Janke [1967] und P. Netter et al. [1986] wird als mögliches Ausmaß des Placeboeffekts bei **Multipler Sklerose** eine 73%-Quote genannt. Bei einer als unheilbar geltenden Erkrankung erscheint dieser "therapeutische" Effekt doch sehr beachtlich. In allen drei Arbeiten bezieht sich die Prozentangabe auf die Originalpublikation von L.H. Blomberg [1957]. Dort wurde in einer placebokontrollierten Studie die Wirkung eines Phenothiazinderivats auf Multiple Sklerose geprüft, wobei 48 Patienten mit Placebo behandelt wurden. Das Ergebnis: *Kein* Patient zeigte eine neurologische Veränderung. ("No definite objective changes in the neurological condition could be found in any patient with either lacumin or lacumin placebo" [Blomberg 1957].) Es gaben jedoch 32 Placebopatienten eine vermehrte subjektive Euphorie, Kraft und Beweglichkeit zu Protokoll. Nun ist aber erstens die Multiple Sklerose eine Erkrankung mit ausgeprägten Spontanschwankungen. (Blomberg selbst schrieb hierzu: "We must be especially critical when estimating the therapeutic effect of a drug in patients with disseminated sclerosis. Spontaneous variations are common, and most of them must not be interpreted as the effect of the treatment.") Zweitens gehört die Euphorie zum Krankheitsbild der Multiplen Sklerose, so daß viele Auskünfte der Patienten schöngefärbt sind. Die Angaben der Patienten sind deshalb mit großer Zurückhaltung aufzunehmen. Man kann aus diesem Beispiel ersehen, daß man mit irrelevanten Prüfkriterien einen "Placeboeffekt" auch dann erheben kann, wenn sich bei den spezifischen Prüfkriterien der betreffenden Krankheit überhaupt keine Veränderung zeigt.
- Ein weiteres Beipiel: In den genannten Arbeiten (Haas [1959], Janke [1967], Netter [1986]) wird für die **arterielle Hypertonie** ein Placeboeffekt von 60% angegeben. Dieser Zahl liegt eine Untersuchung von W.S. Coe [1950] zugrunde: Bei 25 Patienten wurde die antihypertensive Wirkung von *Veratrum* geprüft. (Veratrum wurde früher vor allem in

den USA als Antihypertensivum eingesetzt, wegen erheblicher Toxizität sah man allerdings später davon ab [Weiss 1985].) In der Studie wurden zunächst alle (25) Patienten mit Veratrum behandelt, worauf bei 16 Patienten toxische Erscheinungen auftraten (Schwindel, Übelkeit, Erbrechen). Nach Umsetzen auf Placebo kam es allgemein zu diesbezüglichen Besserungen. 23 Patienten wurden sodann über einen Monat hinweg mit Placebos behandelt, wobei bei *keinem* der Patienten signifikante Änderungen des Blutdrucks auftraten. Unter Veratrum hatten EKG und radiologische Untersuchungen geringfügige Schwankungen im Behandlungsverlauf gezeigt, ohne daß es aber zu einer durchschnittlichen Besserung gekommen wäre. Bei Placebo-Patienten wird diesbezüglich nichts erwähnt. Trotz allem wird in der Zusammenfassung der Studie von einer 60,8%igen symptomatischen Verbesserung unter Placebo gesprochen.
Wieder hat man hier eine Studie, in der sich unter Placebo bei den eigentlich entscheidenden Meßparametern der Hypertonie (systolischer und diastolischer Blutdruck) *nichts* verändert hat, und bei der dennoch von einem hohen Placeboeffekt gesprochen wird. Wahrscheinlich kam hier zweierlei zum Tragen: Erstens dürften spontane subjektive Befindlichkeitsschwankungen der Hypertoniepatienten erfaßt worden sein. Zweitens dürften sich bei jenen 16 Patienten, die wegen toxischer Nebenwirkungen von Veratrum auf Placebo umgesetzt wurden, diese Symptome (die ja Hypertoniesymptomen ähneln) zurückgebildet haben, und dadurch dürfte eine Besserung unter Placebo aufgetreten sein. Sicher ist jedenfalls, daß in dieser Studie *kein* antihypertensiver Placeboeffekt gezeigt werden konnte und daß diese bis heute häufig zitierten Erfolge nicht eingetreten waren.

8. Gefälligkeitsauskünfte

In der Überblicksarbeit "Placebo und Placebo-Effekte in Klinik und Forschung" scheibt L. Schindel: "Wenn ein kranker Mensch zu einem gesunden Arzt geht, kann zunächst von einer **Arzt-Patient-Beziehung** keine Rede sein. Der Hilfesuchende kommt zu einem anscheinend "höheren" Wesen, von dem er Trost, Heilung – zunächst aber Erleichterung seiner Beschwerden erhofft. Heute wie vor Jahrtausenden übt der Arzt seine Funktion in der Gesellschaft aus, der eine unbestrittene Autorität zukommt ... Wenn sich der Kranke an den Arzt wendet, um von ihm eine Erleichterung seiner Beschwerden zu erhalten, gleichgültig, ob sie physischer oder psychischer Natur sind, so drängt sich unwillkürlich der Vergleich mit einem Kinde auf, das zu den Eltern geht, um dort seine Sorgen loszuwerden ... Das Gemeinsame von Kind und Kranken ist die Übertragung einer Erwartung auf einen Menschen, von dem sie hoffen, er könne diese Erwartung erfüllen. Diese Bereitschaft ist eine charakteristische Voraussetzung für eine positive Placebowirkung, denn alles, was an

Vorschlägen oder tatsächlicher Hilfeleistung nun erfolgt, wird zunächst kritiklos und anerkennend aufgenommen" [Schindel 1967].
Eine völlig andere Sicht der Arzt-Patient-Beziehung beschreibt L. LeShan: "Wenn Sie aus irgendeinem Grund ins Krankenhaus kommen, werden Sie sofort einer Routine unterzogen, deren Wirkung darin besteht, Sie all der Zeichen und Symbole zu berauben, die Sie als selbständigen Erwachsenen auszeichnen, und Sie in ein passives, abhängiges, kind-ähnliches Wesen zu verwandeln, das keine Fragen stellt und nicht widerspricht. Sie entscheiden nicht länger über das, was Sie anziehen oder essen. Sie können nirgendwo mehr allein hingehen (manchmal noch nicht einmal auf die Toilette). Fremde entscheiden plötzlich absolut über Ihr Leben und Ihr Schicksal, befehlen Ihnen aufzuwachen, einzuschlafen, sich umzudrehen, um gewaschen oder untersucht zu werden, und verhalten sich im allgemeinen so, als seien Sie ein nicht gerade kluges Kind und sie die Erwachsenen. Krankenhauspatienten werden gezwungen, passiv einer Routine zu folgen, die sie aufgrund einer fremden und esoterischen Sprache und aufgrund der Überzeugung des Personals, daß sie ganz einfach nicht über das Wissen und die Ausbildung verfügen, um überhaupt zu begreifen, was da vor sich geht, gar nicht verstehen können. Es wird ihnen sehr schnell beigebracht, daß ein "guter Patient" sich so verhält wie ein braves Kind, das tut, wie ihm geheißen, nie komplizierte Fragen stellt und mit allem einverstanden ist, solange die Erwachsenen dafür zuständig sind (ganz gleich, welches die tatsächliche Situtation auch sein mag)" [LeShan 1993].
Beide, Schindel und LeShan, betonen die Infantilisierung, das **Abhängigkeitsverhältnis**, in welches der Patient gerät. Hierdurch kann ein Effekt entstehen, der einen Placeboeffekt vortäuscht, aber keiner ist: Der Patient sagt, was seiner Meinung nach von ihm erwartet wird, seine Aussagen werden zu Gefälligkeitsauskünften.
Gerhard Kienle, der vielleicht als einziger neben McDonald in der bisherigen Placeboliteratur Zweifel gegenüber den hohen Placeboquoten vorbrachte, sah hier einen wichtigen Täuschungsfaktor: "Im übrigen bin ich gegenüber den hohen Placebo-Raten sehr skeptisch ... Ohne eine genauere Analyse glaube ich diese Placebo-Zahlen nicht" [Kienle 1979]. "Ich meine, daß die Irrtumswahrscheinlichkeiten beträchtlich sind, daß die Patienten entweder herausbekommen, daß sie Placebo-Patienten sind und einen Effekt vortäuschen, um dem Arzt gefällig zu sein ..." [Kienle 1979].
Diese Gefälligkeitsauskünfte der Patienten nennt H. Kiene im speziellen Fall von Doppelblindstudien eine **"experimentelle Unterordnung"**: "Gemeint ist damit, daß der Proband oder die Probandin bei der Untersuchung sagen, was von ihnen erwartet wird, ohne sorgfältig zu beachten, ob die Aussage eine tatsächliche Erlebnis- oder Wahrnehmungsgrundlage hat." [Kiene 1993].
Hierzu führt Kiene mehrere Beispiele an. Als erstes referiert er eine Beobachtung, von der auf der berühmten Cornell Conference on Therapy [1946] berichtet wurde. Kiene schreibt:

"Man hatte eine 21jährige Chemielaborantin ausgesucht, die äußerst kooperativ und beeinflußbar war und darauf bedacht, sich so zu verhalten, wie es ihrer Auffassung nach von ihr erwartet wurde ... Diese junge Frau erhielt am ersten Untersuchungstag eine Aspirintablette, worauf bei nachfolgenden Messungen ihre Schmerzschwelle um 31% anstieg. Die Untersuchungsmethode und das Ergebnis des Experiments wurden ihr sodann erklärt. Zwei Wochen später wurde das gleiche Experiment wiederholt, jedoch mit einem Placebo. Die Probandin jedoch glaubte, sie erhalte erneut ein Analgetikum. Diesmal gab sie eine Erhöhung der Schmerzschwelle um 20% an. Nun allerdings wurde sie aufgeklärt, daß sie lediglich ein Placebo erhalten habe, und ermahnt, sie möge in ihren Beobachtungen doch sorgfältiger sein. Sie selbst zeigte sich verwirrt ('disturbed') ob ihrer schwachen Leistung. Das nächstemal sei sie besonders argwöhnisch und vorsichtig gewesen. Dieses nächste Mal zeigte sie auch keine Anhebung der Schmerzschwelle – obwohl die junge Frau jetzt (unwissentlich) wiederum Aspirin erhalten hatte. Nun wurde eine Urlaubspause von zwei Wochen eingelegt. Danach wurde ihr versichert, sie sei durchaus in der Lage, sorgfältig zu beobachten. Bei den nachfolgenden Untersuchungen waren sodann ihre Angaben wie erwartet: Unter dem Analgetikum zeigte sich die Schmerzschwelle angehoben, unter dem Placebo dagegen nicht" [Kiene 1993].

Kiene kommentiert diese Anekdote: "Es ist fraglich, ob in diesem Experiment die Schmerzschwelle als solche durch die bloßen Suggestionsbedingungen überhaupt je verändert wurde, oder ob die Probandin nicht einfach nur Angaben machte, wie man sie ihrer Auffassung nach von ihr 'erwartete'. Schon auf der Cornell-Therapiekonferenz wurde so etwas angedeutet: Es sei unklar, ob es sich nicht nur um eine Änderung der Aufmerksamkeit gehandelt habe; außerdem würden Empfindungen manchmal sogar berichtet, *ehe* sie wahrgenommen werden. Überdies wurde die Probandin ja als eine junge Frau beschrieben (s.o.), die sich entsprechend der von außen herangetragenen Erwartungen verhalte. Man kann also von einer Unterordnung der Probandin unter die experimentelle Erwartung oder kurz von einer "experimentellen Unterordnung" sprechen" [Kiene 1993].
Therapieerfolge unter Placebo, die nur in den Aussagen der Patienten, aber nicht real existieren, nannte Kiene **"scheinbare Placeboeffekte"** [Kiene 1993].
Belege für die Existenz "scheinbarer Placeboeffekte" und "experimenteller Unterordnung" sieht Kiene auch noch in einer Untersuchung von R. Kohnen & G.A. Liebert [1986] mit dem Titel "Placebo-Effekte – Ein Phänomen der Untersuchungsmethode?" und in einer Doppelblindstudie von Affleck et al. [1966]. In dieser Doppelblindstudie erhielten Patienten mit Angstsymptomen zur Hälfte Chlorpromazin und zur Hälfte Placebo, und zwar jeweils mit entweder der Suggestion, ein stark wirksames, oder mit der Suggestion, ein schwach wirksames Medikament zu erhalten. Interessanterweise ließen sich die Ärzte durch die Suggestion nicht täuschen und beschrieben unter Verum signifikant bessere Verläufe. Die Patienten aber machten Angaben entsprechend der Suggestion, d.h., sie gaben die Antworten, die ihrer Meinung nach von ihnen erwartet wurden.

Verschiedene Faktoren können den Patienten zu einer "Gefälligkeitsauskunft" bewegen:

- Der Patient, vielleicht selbst etwas unsicher, steht einem autoritären Arzt gegenüber und erhält so die erwartete Antwort suggeriert (die Placebo-*Antwort*, nicht die Placebo-*Wirkung*!). Der Patient beachtet nicht seinen eigenen Wahrnehmungen, sondern die Suggestion.
- Der Patient beachtet seine eigenen Wahrnehmungen, wagt aber nicht, sie verbal auszudrücken. Er befürchtet die Reaktion des Arztes, oder er möchte nicht als unverbesserlicher Hypochonder angesehen werden, oder er möchte den Arzt nicht kränken.
- Der Patient oder Proband zieht Vorteile aus dem Experiment, z.B. eine Bezahlung oder den Zugang zu bestimmten Drogen. Der Proband hat somit ein Interesse daran, die "gewünschte" Aussage oder Reaktion zu liefern. Ein Beispiel: In der Studie Nr. 10 der Beecher-Liste tolerierte der Proband über fast 1 Jahr mehrere Stunden täglich einen Tubus im nichtanästhesierten Rachen sowie einen großen Drogenkonsum (27 Injektionen Kodein, 13 Injektionen Amidon, 18 Injektionen Morphium und 17 Injektionen Heroin). Der Verdacht liegt nahe, daß dieser Proband einen Vorteil aus dem Experiment zog, entweder eine Bezahlung oder den Drogenkonsum. Eine ähnliche Situation bestand in Beechers Studie Nr. 15; es wurden die Experimente mit drogenabhängigen Gefängnisinsassen durchgeführt.

Daß nicht nur Patienten, sondern auch Ärzte ihre Auskünfte gegebenenfalls der Erwartungshaltung einer Autorität unterordnen, belegt folgende Episode: Der Chefarzt einer Universitätsklinik ließ sein Ärzteteam die vergrößerte Milz eines Patienten palpieren. Nachdem jeder der Ärzte bestätigt hatte, die Milz palpiert zu haben, wies der Chefarzt auf die Splenektomienarbe hin [Endres 1991].

9. Konditionierte Antworten

In zahlreichen Schriften zum Placeboeffekt wird ein **Zusammenhang zwischen dem Placeboeffekt und dem Konditionierungseffekt** postuliert oder gar der bedingte Reflex als das eigentliche Wirkprinzip der Placebos dargestellt [Wolf 1950, Clauser 1956, Gliedmann et al. 1957, Wickramasekera 1985, Siegel 1985, Ader 1985, Kuschinsky 1989, Muntaner et al. 1989, Voudouris 1990, Peck & Coleman 1991].
I. Wickramasekera [1985] meint sogar, daß jede Heilung im Zusammenhang mit dem Konditionierungsphänomen zu sehen sei, und daß so der Placeboeffekt funktionieren würde.

Die **klinische Erfahrung** spricht allerdings aus folgenden Gründen dagegen, daß echte therapeutische Erfolge konditionierbar sind:

- Bei länger dauernden Behandlungen kommt es nicht zu einem Anstieg, sondern zu einem Absinken therapeutischer Erfolgsaussichten. Bei chronischen oder chronisch-rezidivierenden Erkrankungen nehmen die Schwierigkeiten der Behandlungen eher zu als ab. Bei wiederholten Infektionen treten Resistenzen gegen Antibiotika auf. Bei Tumorrezidiven kommt es zu Resistenzen gegen Chemotherapie. Rezidiverkrankungen wie das rezidivierende Ulkus, die rezidivierende Iritis und die chronische Osteomyelitis sind in der Regel schwieriger zu behandeln als eine entsprechende erstmalige Erkrankung. Würden frühere Therapieerfolge Konditionierungseffekte nach sich ziehen, so müßten die Rezidive leichter behandelbar sein, was nicht der Fall ist.
- In der Medizin gibt es häufig Behandlungsumstände, die einer klassischen Konditionierungssituation gleichen: Gravierende Beschwerden werden mit potenten Medikamenten rasch und deutlich gelindert oder beseitigt, und diese effektive Behandlung wird regelmäßig wiederholt. Wenn eine therapeutische Reaktion konditionierbar wäre, so wären hier zweifellos die Bedingungen dafür gegeben. Die klinische Praxis zeigt jedoch, daß gerade in diesen Situationen die regelmäßige Medikamentengabe nicht unterbrochen werden darf. Wenn sie trotzdem unterbrochen wird, entgleist die Erkrankung. Deshalb wird bei der Behandlung von Patienten mit chronischen Schmerzen (z.B. wegen einer Tumorerkrankung) größten Wert auf eine ausreichende Dosierung gelegt; zudem wird den Patienten eingeschärft, die Tabletten komplett und regelmäßig zu nehmen. Man würde nicht wagen, das Verum durch ein Placebo zu ersetzen. Dasselbe gilt für andere Dauermedikationen. Es ist ein Kunstfehler, bei einem Asthmapatienten die laufende Kortisonbehandlung durch ein Placebo zu ersetzen. Ebensowenig darf bei einem Patienten mit symptomatischer koronarer Herzkrankheit statt der laufenden antianginösen Therapie ein Placebo gegeben werden. (Bei der Studie Nr. 5 wurden die antianginösen Nitrate auch in der Placebogruppe weiterhin gegeben. Dies ist mit ein Grund, warum man in dieser Studie nicht von einem Placeboeffekt sprechen kann.) Ebenfalls wäre es sträflich, bei einem Patienten mit Herzinsuffizienz eine laufende Furosemidbehandlung durch ein Placebo zu ersetzen. Auch der Typ-1-Diabetiker entgleist, wenn man anstelle der genau berechneten Insulindosen Placebos injiziert.

Während die klinische Erfahrung aus diesen beiden genannten Gründen dagegen spricht, daß echte therapeutische Erfolge konditionierbar sind, sprechen die Studie Nr. 13 und eine weitere von Beecher [1956] durchgeführte Studie dagegen, daß Konditionierungsphänomene echte therapeutische Effekte sind. In diesen Studien wurden Schmerzen entweder alternierend mit Morphium und Placebo behandelt oder eine längere Morphiumbehandlung durch eine Placebogabe unterbrochen. Hierbei zeigte sich bei mehrmaliger Placebogabe ein Abnehmen des sogenannten Placeboeffekts. Dieses Phänomen ist dadurch erklärbar, daß die Patienten nach und nach durchschauten, daß sie unwirksame Substanzen erhielten. Voraussetzung dafür ist aber, daß die Placebogaben auch anfangs keine echten schmerzlindernden Auswirkungen hatten. Offensichtlich sind also die Antworten konditioniert gewesen.

Was ist konditionierbar? Konditionierbar sind Reflexe, menschliches Verhalten, Gehorsam, etc. Auch eine positive Auskunft, daß ein Arzneimittel wirksam sei, kann dementsprechend konditionierbar sein.

Daß echte Heilungen und Linderungen konditionierbar sind, ist nach den genannten Gründen unwahrscheinlich und müßte erst noch im einzelnen bewiesen werden. Dazu genügt es nicht, Patienten unter verblindeten Konditionierungsbedingungen einfach zu befragen, vielmehr müßte die Studie nachträglich entblindet und dann mit den Patienten deren Antwort offen und kritisch diskutiert werden.

Sogar wenn sich dabei zuletzt erweisen sollte, daß mittels Placebogaben *therapeutische* Effekte konditionierbar sind – was wie gesagt zu bezweifeln ist –, dürfte die Existenz eines solchen Placebo-Konditionierungseffekts nicht als Beweis dafür betrachtet werden, daß auch außerhalb von Konditionierungsbedingungen Placeboeffekte auftreten. Ein Placebo-Konditionierungseffekt wäre ein Effekt, dem die Verabreichung eines spezifisch wirksamen Verum in konditionierender Weise vorangehen muß (d.h. wiederholt, ausreichend kräftig und in zeitlich engem Verhältnis). Folglich wäre ein Placebo-Konditionierungseffekt ein sozusagen verlängerter Teil eines spezifisch wirksamen Verums. Demgegenüber ist ein sonstiger Placeboeffekt ein unspezifischer Effekt und nicht Teil eines spezifischen Verumeffekts.

10. Psychosomatische Effekte

Placeboeffekt und Symptomerwartung sind zwei Seiten derselben Medaille: "Placebo effect and symptom anticipation are two sides of the same coin." – Unter diesem Titel publizierten M. Melmed et al. [1986] eine interessante Anekdote:

Eine 62jährige Frau litt an häufigen Raynaud-Attacken der Finger beider Hände. Diese Attacken wurden anfangs durch Kälte ausgelöst und waren mit Angstgefühlen verbunden; später traten diese Attacken auch ohne Kälte allein bei Angstgefühlen ein. Die Patientin erlernte daraufhin eine Entspannungstechnik, worauf nach zwei Monaten die Beschwerden fast vollständig zurückgingen. Nach einem weitgehend beschwerdefreien Jahr wurde mit dieser Patientin folgendes Experiment durchgeführt: Sie sollte sich unter tiefer Entspannung zuerst vorstellen, daß sie ihre rechte Hand in ein Gefrierfach stecke, und dann nach einer gewissen Zeit, daß sie die Hand wieder aus dem Gefrierfach herausziehe. Während dieser Vorstellungen wurde mit einem Plethysmographen beobachtet, daß die Durchblutung der Finger an der rechten Hand anfangs stark gedrosselt wurde und sich dann wieder normalisierte. Es konnten also unter experimentellen Bedingungen alle Phasen eines Raynaudanfalls beobachtet werden, der durch eine bloße Vorstellung geleitet wurde.

Für die psychosomatische Forschung ist diese Beobachtung sicherlich interessant. Melmed et al. ziehen hieraus aber Schlüsse auf den Placeboeffekt, nämlich daß er sehr spezifisch sein könne: "The placebo effect may therefore be a better-defined and directed process than has been previously considered, able to influence inflammation, immune modulation, smooth muscle activity, and pain." [Melmed 1986]
Derartige Schlüsse verhärten natürlich die Überzeugung, daß der Placeboeffekt als solcher existiere. In Wirklichkeit können aber diese Beobachtungen und diese Schlüsse nichts über den Placeboeffekt aussagen. Das Wesentliche wurde übersehen: daß nämlich in diesem Fall *kein Placebo verwendet* wurde und daß deshalb von einem Placeboeffekt mitnichten die Rede sein kann.

Folgendes Beispiel ist S. Wolfs vielzitierter Schrift "The pharmacology of placebos" [1959] entnommen.

Bei einer Frau mit Magengeschwür konnte in zwei Provokationsversuchen mit Histamin keine gesteigerte Magensäuresekretion erzeugt werden, weshalb anfangs ein Verdacht auf Magenkarzinom bestand. Die Frau hatte ein schwieriges Leben hinter sich. Das Verhältnis zu ihren Eltern war unerfreulich gewesen, und von ihrem ersten Ehemann ließ sie sich scheiden. Der zweite Ehemann war sanft, freundlich, interessant und aufmerksam und bot ihr ein erfülltes und befriedigendes Leben. Eines Tages jedoch mußte sie bemerken, daß dieser Ehemann hre 12jährige Tochter aus erster Ehe belästigte. Die Welt brach für sie zusammen, und erste Beschwerden des Magengeschwürs traten auf. Als dann der Mann zum Militär eingezogen und nach Übersee geschickt wurde, entschloß sich die Frau in seiner Abwesenheit zu einer Trennung. In diese Zeit fiel schließlich die dritte klinische Analyse der Magensäuresekretion. Während dieser Untersuchung fragten die Ärzte die Frau, warum sie ihren Mann nicht wieder bei sich aufnehmen wollte. Auf diese Frage hin trat eine prompte Magensäuresekretion ein, die wie gesagt durch eine Histamingabe nicht provozierbar war.

Man sehe aus dieser Erfahrung, schrieb Wolf, daß bedeutungsbeladene Situationen organische Reaktionen hervorrufen könnten, wo starke Medikamente versagen: "From this experience, it is evident that meaningful situations which do not involve the taking of medicaments may equally well affect the organs and organ systems of the human body" [Wolf 1959]. – Dieses Prinzip sei die Grundlage der psychosomatischen Medizin: "This principle is the foundation of psychosomatic medicine" [Wolf 1959].
Auch Wolf zieht solche Beobachtungen als Erklärung für den Placeboeffekt heran und festigt somit den Glauben an die Existenz des Placeboeffekts: "The phenomenon explains the responsiveness of any organ or organ system to placebo therapy" [Wolf 1959].
Hierzu ist zu sagen: Die psychosomatischen Phänomene als solche mögen bedeutsam sein; es soll hier an ihnen nicht im geringsten gezweifelt werden. Sie sind aber völlig ungeeignet, die Existenz eines Placeboeffekts zu zeigen, denn *das Wesentliche fehlt* hierbei wieder: *die*

Verabreichung eines Placebos. Es wird hier der Placeboeffekt gewissermaßen mit fremden Federn geschmückt.

11. Psychotherapeutische Effekte

Placebotherapie ist Psychotherapie: "... the use of placebos is psychotherapy and not pharmacology" [Conferences on Therapy 1946]. – DuBois sprach diese zentrale Auffassung aller Placebotheorien bereits auf der berühmten Cornell Conference on Therapy von 1946 aus, auf der das Placebokonzept erstmalig breit in die wissenschaftliche und medizinische Welt eingeführt wurde. Auch G. Clauser und H. Klein sprechen in ihrer "Kritischen Übersicht über das Plazeboproblem" [1957] diese Auffassung aus: "Ein Placebo ... ist eine Form der Psychotherapie."

Umgekehrt wird aber auch das Placebokonzept auf die Psychotherapie übertragen, um damit die Psychotherapie zu erklären. H. Senger [1987] faßte diesbezügliche Auffassungen folgendermaßen zusammen:
"A number of writers have indeed claimed that placebo factors are the necessary and sufficient ingredients of psychotherapy:
Patterson [1967] from a study of comparative therapies concludes that a good therapeutic relationship is not uniquely different from any good human relationship and adds, 'It is strange that, with all the evidence of the power of the placebo effect, it has not been recognized as the most effective approach to the treatment of psychologic problems.'
Frank [1961] and Torrey [1972] each express the belief that effective psychotherapy is fundamentally the power of the placebo at work.
Shapiro and Morris [1978] write, '... the placebo effect is an important component and perhaps the entire basis for the existence, popularity, and effectiveness of numerous methods of psychotherapy.'
O'Connell [1983] reviews the history of placebo treatments and concludes that psychotherapy is a form of placebo treatment."– Soweit H. Senger [1987].

Faßt man die Auffassungen zusammen, so wird der Kreis des Erklärens auf absurde Weise in sich geschlossen. Das eine soll das andere erklären und umgekehrt: "Ein Placebo ... ist eine Form der Psychotherapie", wie Clauser & Klein [1957] es sagten, und umgekehrt, wie O'Connell [1983] es sagte: "...psychotherapy is a form of placebo treatment."
Es ergibt sich eine beträchtliche begriffliche Konfusion. Zu Recht schrieb M. Parloff [1986]: "The placebo concept has become psychotherapy's most durable bogeyman".

H. Senger [1987] meint, es sei nicht überraschend, daß der Terminus des Placebos als Begriff einer unspezifischen Therapie auf die Psychotherapie übertragen wurde, die oft ebenfalls als unspezifisch gilt: "It has been said that psychotherapy is a nonspecific treatment for nonspecific conditions for nonspecific etiology. It is not surprising therefore that the term 'placebo' as nonspecific treatment would become applied to psychotherapy." "However, attempts to do so have often compounded confusion over nonspecificity" [Senger 1987]. Die Verwirrung gipfelte schließlich in der Diskussion, ob nicht eine Placebopsychotherapie ohne Placebos möglich wäre.
H. Senger [1987] wendet sich deshalb, sicherlich zu Recht, gegen die Verwendung des Placebobegriffs in der Psychotherapie: "The placebo concept has been more confusing than helpful in psychotherapy studies." "Use of the word 'placebo' should be restricted to those fields such as pharmacology where double-blind studies can be done. Its attempted use in psychotherapy, even metaphorically, is, at best, misleading and illusory" [Senger 1987].

In dieser ganzen Diskussion wird erstaunlicherweise der **entscheidende Unterschied zwischen Psycho- und Placebotherapie** außer acht gelassen: Die Psychotherapie benötigt zur Therapie *keine* Placebogabe; was aber wäre eine Placebotherapie ohne Placebo?
Noch wichtiger ist, daß diese ganze verwirrende und irreführende Diskussion angestoßen wurde durch, wie Patterson sagte (s.o.), "all the evidence of the power of the placebo effect". Da diese Evidenz nicht besteht, ist die ganze Diskussion zu revidieren.

12. Beispiele aus der Voodoo-Medizin

Nicht nur psychosomatische Effekte und Psychotherapie werden zur Erklärung und Veranschaulichung des Placeboeffekts herangezogen, sondern auch magische Heilverfahren und Berichte aus der "Voodoo-Medizin". H. Beecher [1984] nennt hier einige Beispiele: "Ein junger Buschneger, der zum Scherz getäuscht wurde, aß ein Wildhuhn, was in seinem Stamm absolut verboten ist. Er ging seines Wegs und erfuhr die Wahrheit mehrere Jahre später; er starb innerhalb von 24 Stunden. In diesem Fall konnte der Verdacht, daß der Medizinmann des Stammes durch Anwendung von Gift seine Macht untermauert haben könnte, ausgeschlossen werden. Eine Maorifrau stellte, nachdem sie eine Frucht gegessen hatte, fest, daß diese von einem tabuisierten Ort kam; sie starb innerhalb von 18 Stunden. Die sorgfältige ärztliche Untersuchung eines Eingeborenen in North Queensland, der behauptete, durch einen Zauberspruch sterben zu müssen, ergab keine Abweichung von der Norm. Er starb. Eine Untersuchung post mortem am nächsten Tag ergab nichts, worauf man den Exitus hätte zurückführen können. Ein berühmter Medizinmann in North Queensland "richtete einen Knochen" auf einen Stammesgenossen, der sofort schwer krank wurde. Als er von einem

kompetenten Arzt untersucht wurde, war er bereits moribund. Der Arzt ging zu dem Medizinmann und sagte ihm, daß er keine Lebensmittel mehr bekäme, wenn er die Krankheit nicht rückgängig machen würde. Der Medizinmann beugte sich über das Krankenbett des Patienten und sagte ihm, daß er nicht wirklich "einen Knochen auf ihn gerichtet hätte"; innerhalb weniger Stunden erholte sich der Patient. Beim Stamm der Nangarri kann der Medizinmann dem Todgeweihten einen Knochen oder einen Stein "entfernen" oder vorgeben, ihn zu entfernen, wenn er will, und auf diese Weise den letalen Verlauf rückgängig machen ... Anscheinend können Voodooisten durch Furcht oder Emotion getötet, aber auch gerettet werden. Möglicherweise stehen Placebowirkungen damit in Zusammenhang" [Beecher 1984].
Mit Blick auf Voodooisten einerseits und Placebo"effekt" andererseits fährt Beecher fort: "Unspezifische Wirkungen können töten, und wenn sie diese äußerste Macht besitzen, ist nur zu erwarten, daß sie in weniger starker, doch trotzdem ernstzunehmender Weise die Krankheit und ihre Behandlung manchmal günstig, manchmal ungünstig beeinflussen können ... Es ist klar, daß Kenntnisse über die Rolle dieser unspezifischen Wirkungen für das volle Verständnis der Krankheit innewohnenden Möglichkeiten wesentlich sind" [Beecher 1984].
Auch diese Voodoo-Geschichten, so phantastisch und auflockernd sie in einem ansonsten trockenen wissenschaftlichen Artikel sind, besagen nichts über die Existenz und Möglichkeit eines Placeboeffekts. In allen diesen Fällen wurde ja *kein* Placebo gegeben. (Ob die Geschichten wahrheitsgemäß sind und ob die in ihnen nahegelegte Deutung zutrifft, sei hier dahingestellt.) Die Geschichten können nicht begründen, daß die Berücksichtigung eines Placeboeffekts in der Pharmakotherapie nötig sei. Wer dies glaubt, müßte konsequenterweise als Titel für das entsprechende Methodologiebuch vorschlagen: "Wissenschaftliche Pharmakotherapie – unter besonderer Berücksichtigung der schwarzen Magie".

13. Neurotische und psychotische Angaben

Nicht selten werden Verhaltensweisen oder **Reaktionen psychiatrischer Patienten** als Illustration für die Existenz des Placeboeffekts angeführt.
Ein Beispiel nennt L. Schindel [1967] in seiner Übersichtsarbeit "Placebo und Placebo-Effekte in Klinik und Forschung". Schindel schreibt:

"In der Literatur finden sich einige sehr instruktive Schilderungen von Kranken, die besonders gut auf Placebos angesprochen haben ... Boshes nahm in seiner Abteilung ein 17jähriges schizophrenes Mädchen auf, das sehr unruhig, aggressiv und unkooperativ war. Nach mehreren Tagen Behandlung mit Hypnotika vom Barbiturat-Typ konnte ihre Wildheit einigermaßen gebändigt werden. Sie blieb aber für die Abteilung ständig ein "Stein des Anstoßes". Ihre Intelligenz lag weit über dem Durchschnitt, und ihre Handlungen waren alle von einer überraschenden Zielsicherheit. Eines Tages fing sie an, sich Teile einer Krankenschwester-Bekleidung zu verschaffen, in erster Linie von den

Schwestern, die vorübergehend nicht auf der Abteilung tätig waren. Es dauerte nicht lange, bis sie eine komplette Schwesterntracht beisammen hatte. Zu diesem Zeitpunkt erschien sie als Hilfsschwester und übernahm eine erregte Patientin, um sie zu einer Spezialuntersuchung zu führen. Während sie auf ihrer Krankenabteilung gesucht wurde, suchte sie im Ärztezimmer ihr Krankenblatt und las den Bericht ihrer Vorgeschichte und Behandlung. Sie lernte die Namen der verschiedensten Sedative und Tranquilizer kennen und stellte fest, daß sie ihre Erregungszustände unter einer Placebo-Medikation – rote Kapseln – verlor. Diese Placebo-Medizin hatte ihr auch dazu verholfen, wieder in Ruhe schlafen zu können. Am gleichen Abend erschien sie wieder auf ihrer Krankenabteilung und verlangte ihre Schlafmedizin mit folgenden Worten: Ich will kein Seconal, ich will kein Nembutal, ich will kein Chlorpromazin, ich will kein Serpasil, ... ich will meine Medizin – mein Placebo. Ich will die Placebo-Medizin, die ich die letzten 2 Nächte erhalten habe!" Nun, sie erhielt auch "ihr" Placebo und schlief gut. Alle Versuche, sie in den folgenden Nächten – mit relativ großen Dosen von Amytal®-Natrium, Seconal® oder Nembutal® zum Schlafen zu bringen, schlugen fehl. Nur ihre roten Placebo-Kapseln brachten den gewünschten Schlaf" [Schindel 1967].

Man muß sehr zurückhaltend sein, hier von einem "Placebo-Effekt" zu sprechen. Es handelt sich um eine schizophrene Frau, deren Reaktion als Ausdruck ihrer psychotischen Erkrankung zu sehen ist. Es ist eine wahnhafte Verkennung der Wirklichkeit, nicht ein sachliches Erkennen einer Arzneimittelwirkung.
Schindel schildert noch einen anderen eindrucksvollen Fall:

"Eine 31jährige Patientin, die als Grenzfall einer Psychoneurose galt, zeigte auf alle verabreichten Medikamente unerwartete Nebenwirkungen. Ihr Kontakt mit der Umwelt war schlecht, da sie durch ihr aufdringliches Benehmen und ihr Mißtrauen allseits abgelehnt wurde. Der eigentliche Grund, der zur jetzigen Behandlung Anlaß gab, war ihre Schlaflosigkeit. Nach einer ersten Konsultation bekam die Kranke eine speziell ausgearbeitete Anweisung, drei verschiedene Placebos – insgesamt 12 Tabletten – zu nehmen. 2 h nach Verlassen der Klinik berichtete die Patientin, daß sie alle Tabletten in ihrer Tasche vermischt habe und sich nur mit Schwierigkeiten an die Anweisung halten könnte. Bei dem nächsten Besuch in der Sprechstunde wurde mit einem enormen Wortschwall folgendes berichtet: Sie nahm, sehr zurückhaltend, nur die Hälfte der vorgeschriebenen Tabletten vor dem Schlafengehen und am folgenden Morgen. Unmittelbar nach der morgendlichen Einnahme der Medikamente litt sie an einem Brechreiz, wurde benommen, depressiv, schläfrig und fing an zu schreien. Dieser Zustand zog sich 6 Tage lang hin. Natürlich nahm sie während dieser Zeit keine Tabletten mehr. Als sie darüber informiert wurde, daß sie gar keine aktiven Medikamente erhalten habe, lehnte sie diese Möglichkeit entschieden ab, da sie ja die geschilderten Nebenwirkungen erlebt habe. Erst als vom behandelnden Arzt der Rest aller noch vorhandenen Tabletten auf einmal geschluckt wurde, war die Patientin bereit, an den Placebo-Charakter dieser Medikamente zu glauben. Sie konnte dann allmählich auch akzeptieren, daß die Nebenwirkungen, die sie empfand, psychologische Reaktionen waren und nicht als besonders ernsthafte Erscheinungen zu werten seien" [Schindel 1967].

Wiederum handelt es sich um das Verhalten und die Reaktion eines psychisch kranken Menschen. Aus beiden Beispielen (die bei Schindel als Beleg für die Existenz des Placeboeffekts dienen sollten) wird klar ersichtlich, daß die Einstellung und die Angaben gegenüber den Placebos ein Ausdruck der jeweiligen Krankheit ist, also nicht ein Placebo-, sondern ein *Krankheitseffekt*.
In welchem Gerichtsverfahren würde man die wahnhafte Verkennung der Wirklichkeit eines Paranoikers in die Beweislage mit aufnehmen oder die krankhafte Verkennung der Umgebung eines Schizophrenen als Zeugnis anerkennen? – Genauso sollte man in der Medizin bei Fragen wissenschaftlicher Arzneimittelprüfung die **Zuverlässigkeit der Aussagen** prüfen. Krankheitsbedingte Aussagen von psychotisch erkrankten Menschen sind als Beweismittel unzulässig.

Mit Vorsicht zu genießen sind auch die **Aussagen neurotisch erkrankter Patienten**. Auch hier liegt eine krankhafte Verkennung der Wirklichkeit vor, soweit es die eigene Erkrankung betrifft. Dennoch führt L. Schindel als ein Beispiel des Placeboeffekts eine interessante Untersuchung von L.C. Park & L. Covi [1965] an:

"Es war ... ein höchst interessanter Versuch, den L.C. Park und L. Covi unternommen haben, als sie ihren Patienten die wahre Natur der verabfolgten Placebos mitteilten, bevor sie eine Therapie bei diesen Kranken einleiteten. Zur Behandlung kamen ambulante Erwachsene, Neurotiker, die weder Alkoholiker waren noch an organischen Nervenkrankheiten litten und in erster Linie wegen ihrer Angstzustände ärztliche Hilfe beanspruchten. Das Ergebnis: Die Patienten, die von dem pharmakologisch wirkungslosen Inhalt der Tabletten, die sie erhalten hatten, unterrichtet waren, berichteten über eine wesentliche Besserung ihres Zustandes. 14 von den 15 behandelten Neurotikern fühlten sich nach einer Woche "Behandlung" von ihren Ängsten befreit. Acht Patienten erklärten, daß sie an die wahre Natur der Placebo-Tabletten glaubten, drei waren fest davon überzeugt; sechs Patienten hatten Zweifel, daß die Tabletten ohne besonderen wirksamen Inhalt sein könnten, da sich ihr Zustand doch wesentlich gebessert hatte, und zwei waren absolut davon überzeugt, aktive Verbindungen erhalten zu haben" [Schindel 1967].

Eine insgesamt verwirrende – neurotische – Situation. Es ist typisch für die Neurose, daß die Wirklichkeit falsch eingeschätzt wird. Gerade deshalb darf sie nicht als ein Beleg für die Existenz eine Placeboeffekts betrachtet werden. Das krankhafte Urteil eines psychisch erkrankten Menschen als wissenschaftlichen Beleg eines Placeboeffekts zu nehmen, ist unzulässig.

14. Unkritischer Umgang mit Anekdoten

Auch durch unkritischen Umgang mit Anekdoten können Placeboeffekte vorgetäuscht werden. H.K. Beecher nennt z.B. folgende Episode:

"Ich möchte den Fall einer jungen Frau mittleren Alters im Massachusetts General Hospital anführen, die vor einigen Jahren chirurgisch exploriert wurde, wobei ein inoperables Karzinom festgestellt wurde. Es war nicht zu erwarten, daß sie an ihrer Krankheit früher als in etlichen Monaten sterben würde. Kurz nachdem sie sich von der Narkose erholt hatte, sagte einer der Angehörigen ihr die Wahrheit. Innerhalb einer Stunde war sie im Schock und in wenigen Stunden kam sie ad exitum. Dies ist kein außergewöhnlicher Einzelfall" [Beecher 1984].

Dies ist aber sicherlich auch kein "Beweis" für die Macht unspezifischer, psychischer Faktoren. Von einem Arzt würde man jedenfalls erwarten, ehe er diese abenteuerliche Todesursache diagnostiziert, daß die häufigen Komplikationen wie eine postoperative innere Blutung oder eine Lungenembolie ausgeschlossen werden. Dieser Hinweis erscheint hier nötig, da gerade in der Placeboliteratur eine große Leichtgläubigkeit und eine mangelnde wissenschaftliche Sorgfalt in vieler Hinsicht offenkundig sind. So leichtgläubig hier eine psychische Ursache angenommen wird, so bereitwillig wird auch die Existenz des Placeboeffekts hingenommen.

Schindel [1967] nennt eine scheinbar eindrucksvolle Anekdote, von der Wolf berichtet habe:

Es wurde an junge Probanden eine Testsubstanz ausgegeben und danach mitgeteilt, sie hätten versehentlich ein "hochtoxisches Mittel" erhalten. Es wurde dann jedem ein "Brechmittel" verabreicht, woraufhin alle erbrachen. In Wirklichkeit war beides ein Placebo.

Auch solche Geschichten sind vorsichtig hinzunehmen. Jeder Mensch mit klarem Verstand wird ja auf die Nachricht, er habe versehentlich eine hochtoxische Substanz zu sich genommen, einfache Mittel finden, ein Erbrechen herbeizuführen. (Deutlich ausgesprochen: mit dem Finger im Hals.) Ein eintretendes Erbrechen kann deshalb nicht ohne weiteres auf das Placebo-Brechmittel zurückgeführt werden.
S. Wolf [1959] berichtete noch folgende Anekdote (sie ist hier ins Deutsche übersetzt):

"Ein spezieller Fall war ein Patient, der 27 Jahre lang an chronischem Asthma litt. Nachdem er das Asthma während der vergangenen 17 Jahre fast ständig hatte, war er ein beliebter Proband zur Prüfung neuer Arzneimittel geworden. Sogar gegen Adrenalin war er resistent. Schließlich schien es, daß ein Produkt einer pharmazeutischen Firma wirkte. Wenn er das Medikament einnahm, war er frei von Asthma; wenn er die Einnahme abbrach, kam das Asthma zurück. Der Arzt ersetzte dann dieses Medikament ohne Wissen des Patienten durch ein Placebo, worauf sich das Asthma nicht besserte. Mehrmals wurde dann zwischen dem Medikament und dem Placebo hin- und hergewechselt; dabei fielen die Ergebnisse immer zugunsten des Medikaments aus. Als schließlich bei der pharmazeutischen Firma ein weiterer Vorrat des Medikaments angefordert wurde, gab der Vertreter bekannt, daß die Herstellerfirma vorher so große Probleme mit begeisterten Wirksamkeitsberichten gehabt habe, daß sie diesmal zuerst ein Placebo gesandt habe."

Folgende Punkte machen die Anekdote unglaubwürdig:
Kaum ein Arzt würde bei einem ernsthaft an Asthma Erkrankten, dem nach vielen Jahren (27 Jahre oder wenigstens 17 Jahre) der Erkankung endlich ein Medikament hilft, dieses Medikament absichtlich durch ein Placebo ersetzen, und dann, wenn das Placebo versagt, dieses Herumexperimentieren mehrfach wiederholen. Außerdem dürfte kaum eine Pharmafirma derart kriminell sein, einen Arzt, der Asthmatiker behandelt, mit Placebos zu beliefern. Und daß beides zusammentrifft, ist noch weniger glaubhaft. Um hier eine Vertrauenswürdigkeit der Anekdote zu erzeugen, müßte ein Mindestmaß an Zusatzinformation gegeben werden: Woher stammt die Information über diese Geschichte, mit welchen Methoden wurden die Besserungen des Asthmas ermittelt, wie hieß die Firma etc.?

Der leichtfertige Umgang mit Anekdoten ist ein weiterer Punkt, der die Existenz des Placeboeffekts – ungerechtfertigt – glaubhaft macht.

15. Falsches Zitieren

Wie in den vorangegangenen Kapiteln deutlich wurde, herrscht in der Placeboforschung und -literatur ein gehöriges Maß an Leichtfertigkeit und Leichtgläubigkeit. Dies macht sich auch in einer Vielzahl falscher Zitate und falscher Wiedergaben bemerkbar. Fast immer führen diese Falschangaben zu einer Aufblähung des Placeboeffekts.

In der Studiensammlung von H.K. Beecher finden sich derartige "Zitiereffekte" in einer Reihe von Studien. In "The Powerful Placebo" wird zu einem "*Prozentsatz der Patienten*" (die mit Placebos effektiv behandelt worden seien), was in der Originalliteratur in Wirklichkeit folgendes war:

- Prozentsatz der Präparategaben (Studie Nr. 3, 11, 13),
- Prozentsatz der Untersuchungstage (Studie Nr. 6),
- Prozentsatz des inhalierten Gasvolumens (Studie Nr. 14),
- Prozentsatz einer Zu- oder Abnahme der Anzahl von Hustern (Studie Nr. 10, 14).

Außerdem gibt Beecher in der Studie Nr. 12 einen zu hohen Betrag wieder, der so in der Originalliteratur nicht zu finden ist, und nennt in der Studie Nr. 14 die Anzahl von 22 Probanden, wo in der Originalliteratur von 6 Probanden gesprochen wird.

Falsches Zitieren und falsches Wiedergeben der Originalfakten ist auch in der sonstigen Placeboliteratur keine Seltenheit. Hierauf im einzelnen einzugehen wäre ermüdend. Folgende beiden Beispiele seien aber genannt:

- Das Standardwerk "Grundlagen der Arzneimitteltherapie – Entwicklung, Beurteilung und Anwendung von Arzneimitteln" [Dölle et al. 1986] enthält ein Kapitel von P. Netter über "Das Placeboproblem" [Netter 1986]. Hier wird als größter Prozentsatz der "positiven Placeboreaktionen" bei "verschiedenen Schmerzen" die Zahl 67% genannt. P. Netter gibt als Literaturquelle eine Arbeit von W. Janke aus dem Jahre 1967 an.
  Bei W. Janke [1967] findet sich dieselbe Zahl in einer Tabelle, in Anlehnung u.a. an die große Übersichtsarbeit von Haas, Fink und Härtfelder aus dem Jahre 1959:
  H. Haas et al. [1959] führen diese 67%-Analgetische-Placebowirkung mit Verweis auf Kjaer-Laersen an, und zwar: "zitiert nach J.Amer.med.Ass.163, 174 (1957)".
  An dieser Literaturstelle findet sich schließlich unter der Rubrik "Foreign Letters" ein Hinweis auf einen nicht näher identifizierten Editor, der wiederum auf eine Beobachtung eines gewissen Kjaer-Larsen Bezug genommen habe, der berichtet haben soll, daß in einer bestimmten Doppelblindstudie das Prüfanalgetikum kaum besser als das Placebo abgeschnitten habe: "Referring to Kjaer-Larsen's observation that even a well established analgesic may show up little better than an inert drug used as a placebo, the editor said that, when about 67% of a group of patients obtain relief from their pain from a tablet containing only lactose, we cannot call it inert" [Foreign Letter 1957].
  Die Zitierkette geht also von Netter über Janke über Haas über einen "Foreign Letter" über einen nicht identifizierten Editor zu einem gewissen Kjaer-Laersen, der wiederum auf eine Studie Bezug genommen habe, in der sich die Schmerzen der Patienten unter Placebo in 67% der Fälle gebessert hätten. – Diese Zitierweise ist natürlich als wissenschaftlicher "Beleg" für die Existenz eines Placeboeffekts unbrauchbar.
- Ein weiteres Beispiel: In einer Publikation zum Thema "Placebo: Wirkung und Indikation" berichtet F. Anschütz [1977], daß als Nebenwirkung von Placebos u.a. auch Eosinophilie im Blut beobachtet wurde. Sicherlich ein eindrucksvoller Befund! Anschütz bezieht sich dabei auf die Übersichtsarbeit von L. Schindel [1967] über "Placebo und Placeboeffekte in Klinik und Forschung".
  Schindel seinerseits schrieb in dieser Arbeit folgendes: "Wolf erwähnt Beobachtungen von W.B. Tucker über Nebenwirkungen von Placebos, die den toxischen Wirkungen von Streptomycin entsprachen, obgleich beabsichtigt war, die aufgetretenen Streptomycin-Nebenwirkungen gerade durch Placebos auszuschalten. Als Placebo-Nebenwirkungen wurden u.a. festgestellt: Verlust oder Verminderung des Gehörs, erhebliche Eosinophilie, pathologische Werte bei der Harnstoff-Clearance" [Schindel 1967].
  Bei S. Wolf, auf den sich Schindel bezog, liest man schließlich (hier übersetzt): "Von speziellem Interesse sind in diesem Zusammenhang die Studien von Tucker über toxische

Effekte von Streptomycin ... , die durch blinde Placebogaben kontrolliert wurden. Von den Patienten, die nur Placebos erhielten, zeigten 61% eine oder mehrere der Anzeichen einer "Streptomycin"-Toxizität. Das schloß Hörverlust für hohe und niedrige Töne, Eosinophilie und eine Beeinträchtigung der Harnstoffclearance ein" [Wolf & Pinsky 1954].

Wolf bezieht sich also auf Studien von Tucker. Diesbezüglich schreibt Wolf ohne genaueren Literaturhinweis in einer Fußnote, er verdanke diese Angabe einem persönlichen Gespräch mit W.B. Tucker, der dabei auf die fünfte Konferenz der Veterans Administration Bezug genommen habe. ("Personal communication to the author quoting from a published report of the fifth conference of the Veterans Administration" [Wolf 1954].)

Die Recherche ergibt, daß es sich bei jener "fifth conference of the Veterans Administration" um die fünfte Streptomycin-Konferenz in Chicago, Illinois, vom 15.–18.4.1948 handelt. Ihr Thema war die Streptomycinbehandlung der Tuberkulose. Im Kongreßband [Veterans Administration 1948] findet man ein Kapitel über Toxizität, aus dem allerdings hervorgeht, daß keine (!) der berichteten Untersuchungen placebokontrolliert waren, im Gegensatz zu Wolfs Angaben.

In dem gesamten Toxizitätskapitel gibt es lediglich drei Berichte bzw. Erwähnungen von Krankheitsverläufen ohne Streptomycinbehandlung (die wie gesagt auch ohne (!) Placebobehandlung waren):

1. Bei einem Kind mit viraler Meningitis kam es zu einer Vestibularisstörung.
2. Fünf Kontrollpatienten entwickelten keinerlei streptomycintypische Innenohrschäden ("showed absolutely no change").
3. Tucker selbst berichtete in diesem Kapitel von 120 Patienten, die (vor 1948!) pulmonal operiert und zusätzlich mit Streptomycin behandelt wurden. Bei ihnen traten Nebenwirkungen, je nach Dosis und Dauer der Streptomycinbehandlung, in 4% – 50% der Fälle auf. Weitere 17 Patienten wurden, wie Tucker berichtete, pulmonal operiert, *ohne* daß zusätzlich Streptomycin verabreicht wurde. Hiervon entwickelte 1 Patient Schwindel mit pathologischem Vestibularisreflex; 1 Patient hatte Hochton- und 1 Patient Tieftonhörverlust; 3 Patienten hatten eine Eosinophilie über 6%.

Was also ist die Basis für den anscheinend so eindrucksvollen, objektiven Placeboeffekt, den Wolf [1954], Schindel [1967] und Anschütz [1977] anführten? – In der Originalquelle werden zwar Symptome wie Hörverlust für hohe und tiefe Töne sowie Eosinophilie genannt, doch in völlig anderem Zusammenhang. Keiner der Patienten hatte ein Placebo erhalten, der behauptete 61%-Wert ist nirgendwo zu finden, Harnstoffclearance wird nirgends erwähnt, und das Auftreten jener berichteten Symptome ist bei derart schwerwiegend erkrankten und behandelten Patienten nicht verwunderlich. – Von Placeboeffekt keine Spur!

Es gibt also einen Zitiereffekt, der die Existenz von Placebophänomenen in der Literatur künstlich erzeugt. Es ist die vielleicht drastischste Variante der "Entstehung und Entwicklung einer wissenschaftlichen Tatsache" [Fleck 1935], nämlich der Existenz des Placeboeffekts, bei der sich die Frage stellt, ob sie in Wirklichkeit überhaupt eine Tatsache ist.

16. Falsche Interpretation von Alltagssymptomen ("Placebo-Nebenwirkungen")

In einer Vielzahl der Schriften zum Placeboeffekt wird auch von **toxischen Nebenwirkungen** der Placebos berichtet [Wolf & Pinsky 1954, Fischer & Barney 1956, Clauser & Klein 1957, Haas 1959, Kasich et al. 1959, Pogge 1963, Green 1964, Glick 1967, Goodman 1969, Shapiro et al. 1974, Beck 1977, Turckhan & Brady 1985, Netter et al. 1986, Meyer & Kindly 1989]. Bereits H.K. Beecher [1955] widmete in seinem Klassiker "The Powerful Placebo" diesem Thema ein eigenes Kapitel mit dem Titel "Toxic and other subjective side-effects of placebos". Beecher schrieb hierin, daß 35 verschiedene toxische Nebenwirkungen der Placebos in einer oder mehrerer der Studien beobachtet worden seien: "In a consideration of 35 different toxic effects of placebos that we had observed in one or more of our studies, there is a sizable incidence of effect attributable to the placebo ..." [Beecher 1955]. Beecher führt sodann folgende 10 Nebenwirkungstypen an:

- dry mouth, 7 subjects out of 77, or 9%,
- nausea, 9 subjects out of 92, or 10%,
- sensation of heaviness, 14 subjects out of 77, or 18%,
- headache, 23 subjects out of 92, or 25%,
- difficulty in concentrating, 14 subjects out of 92, or 15%,
- drowsiness, 36 subjects out of 72, or 50%,
- warm glow, 6 subjects out of 77, or 8%,
- relaxation, 5 subjects out of 57, or 9%,
- fatigue, 10 subjects out of 57, 18%,
- sleep, 7 subjects out of 72, 10%.

Diese Angaben fanden breiten Einzug in die Placeboliteratur und werden seither immer wieder zitiert.

Beecher nannte aber nur 10 der behaupteten insgesamt 35 Arten von Nebenwirkungen; die anderen Nebenwirkungen bleiben also unersichtlich. Außerdem nannte er selbst keine Literaturstelle betreffs der "einen oder mehreren" ("one or more") seiner Studien, in denen die Nebenwirkungen aufgetreten und dokumentiert seien. Die Angaben sind also nicht überprüfbar. Ein skeptischer Vorbehalt ist deshalb dringend nötig.

Als weiteren Beleg für die Existenz toxischer Placeboeffekte führt Beecher die Studie von S. Wolf & R. Pinsky [1954] "Effects of Placebo Administration and Occurrence of Toxic Reactions" an. Diese Publikation wurde bereits als Studie Nr. 12 im ersten Teil der vorliegenden Arbeit kritisch analysiert. Es wurde dort gezeigt, daß in dieser Studie die Realität der toxischen Placeboeffekte unwahrscheinlich ist.
Natürlich muß genau wie bei den positiven Placebo"effekten" auch bei den negativen, toxischen "Effekten" kritisch überprüft werden, inwieweit sie tatsächlich auf die Placebogabe zurückzuführen sind. Folgende **Bedenken** wurden hierzu bereits geäußert:

D.M. Green [1964] hatte die Vermutung, daß die sogenannten "Nebenwirkungen" der Placebos alltägliche Phänomene seien, die allerdings unter Studienbedingungen dokumentiert und dann als Placebowirkungen fehlinterpretiert werden. Unter dem Titel "Pre–existing Conditions, Placebo Reactions and 'Side Effects'" stellte er 1964 dar, daß "Nebenwirkungen" von Placebos auch schon *vor* der Behandlung bestanden. Green führte eine Studie an 4408 Probanden durch. Es waren vier Gruppen: Gefängnisinsassen, Altersheimbewohner, Krankenhauspatienten und medizinisches Personal. (Die Krankenhauspatienten wurden nach verschiedenen Krankheitsgruppen untergliedert.) Die Probanden wurden zuerst nach einem festen Protokoll nach bestimmten "Nebenwirkungen" befragt, dann mit einem Placebo "behandelt", das als ein neu zu erprobendes Medikament deklariert war, und abschließend nochmals nach Nebenwirkungen befragt. Die Häufigkeit der "Nebenwirkungen" vor der Behandlung zeigt Tabelle 9.
Nach der Placebobehandlung stieg die Häufigkeit der "Nebenwirkungen" bei den Gesunden geringgradig an, bei den Bewohnern des Altersheims fielen sie etwas und bei den Patienten blieben sie insgesamt gleich. (Bei den Patienten blieb die Hälfte der Beschwerden, die vor der Placebobehandlung genannt wurden, auch nachher bestehen; die andere Hälfte der Beschwerden war verschwunden, dafür waren aber ebensoviele neue Beschwerden aufgetreten.) Green [1964] schreibt: "These findings suggested that the effects found had been influenced by what the investigator was looking for, with the possibility that preexisting conditions, which otherwise could have gone unnoticed, were being uncovered and regarded as side effects."

Insgesamt spricht diese Studie gegen die Existenz von Neben*wirkungen* der Placebos. Die Studie zeigt aber auch, wie leicht solche Nebenwirkungen vorzutäuschen sind: erstens wegen des spontanen Auftretens einer Vielzahl von Beschwerden, und zweitens wegen deren hoher Fluktuation.

Tab. 9. Häufigkeit von "Nebenwirkungen" *vor* Behandlung, zitiert nach Green [1964].

Pretreatment Incidence of "Side Effects" Symptoms Among "Well" Adult Subjects and Medical Patients Ranges Represent Extremes of Incidence Among Different Groups Within Each Population. Groups Averaged About 25 Subjects in the Penintentiary, Professional and Home for the Aged Populations, and About 100 Subjects in the Patient Population								
Population:	Penitentiary Inmates		Professional Personnel		Home for Aged Inmates		Medical Patients	
Number of observations:	650		620		76		3 062	
Age range:	20-73		17-39		65-88		10-90	
Sex:	Male		Both		Both		Both	
Incidence:	Range %	Average %	Range %	Average %	Range %	Average %	Range %	Average %
Abdominal pain	0-4	0,2	0-4	0,6	-	*	0-16	5,8
Belching	0-16	1,5	0-8	2,1	-	**	0-48	3,6
Blurred vision	0-4	0,6	0	0	35-57	43	0-8	0,9
Cramps or griping	0-8	<1	0-8	1	0-9	7	0-12	3,3
Daytime drowsiness	0-24	4	0-8	5	14-36	28	0-8	0,3
Dizziness	0	0	0-4	<1	18-36	28	0-52	3,3
Dry mouth	0-4	<1	0	0	21-50	45	0-20	0,8
Heartburn	0-8	<1	0-8	1	7-25	17	0-85	10,4
Laxation (soft or liquid stool)	0-72	9	0-16	4	0-5	3	0-4	0,6
Nausea	0	0	0-8	1	-	***	0-39	4,9
Palpitation	0	0	0	0	0	0	0-36	4,8
Skin rash	0	0	0	0	0-9	7	0	0
Unpleasant dreams	0	0	0	0	8-14	9	0	0
Urinary frequency	0-24	2	0	0	-	**	0-8	0,6
Vomiting	0	0	0	0	0	0	0-4	0,2

* Included with "Cramps or griping".

** Not estimated

*** Included with "Heartburn".

Auch gegenüber Berichten zu toxischen Placebowirkungen ist also größte Skepsis gerechtfertigt.

Eine ähnliche Untersuchung wie Green haben M. Reidenberg & D. Lowenthal [1968] unternommen: 414 gesunden, jungen Probanden (Studenten und Krankenhauspersonal) wurde eine Liste von 25 Symptomen vorgelegt, und sie wurden befragt, ob sie eines der Symptome während der letzten 72 Stunden gehabt hätten.

Nur 19% dieser gesunden Probanden hatten kein Symptom. Die median Anzahl der Symptome betrug 2. 30% hatten 6 oder mehr Symptome erfahren. Die Verteilung der Symptome im einzelnen zeigt Tabelle 10.

Tab. 10. "Symptome" bei gesunden Probanden, zitiert nach M. Reidenberg & D. Lowenthal [1968].

Percentage of Subjects Reporting Each Symptom		
Symptom	Medical Group	Nonmedical Group
Skin rash	8	
Urticaria	5	1
Bad dreams	8	3
Excessive sleepiness	23	23
Fatigue	41	37
Unability to concentrate	25	27
Irritability	20	17
Insomnia	7	10
Loss of appetite	3	6
Dry mouth	5	3
Nausea	3	2
Vomiting	0	0
Diarrhea	5	2
Constipation	4	3
Palpitations	3	3
Giddiness or weakness	2	3
Faintness or dizziness on first standing up	5	5
Headaches	15	13
Fever	3	1
Pain in joints	9	5
Pain in muscles	10	11
Nasal congestion	31	13
Bleeding or bruising	3	3
Bleeding from gums after brushing teeth	21	20
Excessive bleeding from gums after brushing teeth	1	1

Nicht nur Beschwerden, die ohnehin bestehen, werden als Placebo-Nebenwirkungen fehlinterpretiert. Es werden auch Beschwerden, deretwegen der Patient zum Arzt kam, als Nebenwirkung (!) der Placebos gedeutet. L. Schindel [1967] schrieb: "Die Erwähnung der einzelnen Symptome zeigt bereits, daß Placebo-Nebenwirkungen ein besonderes Problem darstellen. Es sind nämlich oft die gleichen Symptome, deretwegen die Kranken zur Behandlung kommen..."

Ein Beispiel bietet eine Publikation von A. Kasich et al. [1959] mit einer Studie zum Reizkolon. Hier werden als Nebenwirkungen der Placebos die ursprünglichen Symptome des Reizkolons ("Nausea","Vomiting","Diarrhea") genannt (s. Tab. 11).
Es ist naheliegend, daß diese Beschwerden lediglich durch Placebos nicht gebessert wurden, und daß hier die angeblichen Neben"wirkungen" der Placebos nichts als eine Folge ihrer Wirkungslosigkeit sind.
Eine weitere Fehlerquelle für Placebo-Nebenwirkungen nennt schließlich noch K. Rickels [1963]: Wenn Patienten mit einer Behandlung unzufrieden sind, z.B. weil die erhoffte Therapiewirkung ausbleibt, dann beklagen sie manchmal Nebenwirkungen, um auf diesem Wege ihre Beschwerde vorzubringen, was sie offen gegenüber dem Arzt sonst oft nicht wagen würden.

Insgesamt gesehen muß man also gegenüber Behauptungen der Placebo-Nebenwirkungen genauso skeptisch sein wie gegenüber Behauptungen sonstiger Placebowirkungen.

Tab. 11. "Nebenwirkungen" unter Phenaglycodol, Meprobamat und Placebo bei Reizkolon, zitiert nach Kasich et al. [1959].

Side Effects in Patients Receiving Phenaglycodol, Meprobamate, and a Placebo Medication			
Drug	**Phenaglycodol**	**Meprobamate**	**Placebo**
No. of Patients	45	45	45
Drowsiness	7	6	3
Lassitude	1	0	0
Palpitation	0	0	0
Nausea	0	0	7
Vomiting	0	0	2
Diarrhea	0	0	8

In der Publikation "Placebology: Sense and Nonsense" mahnte bereits L. Hollister [1960] zu entsprechender Vorsicht: "Curiously, while most investigators are reasonably sceptical regarding therapeutic benefits form drugs, adverse reactions during drug therapy are uncritically accepted as caused by it. Not so with placebos, both therapeutic and adverse effects being welcomed with equal enthusiasm. The fact is that many minor symptoms (such as dizziness, headache, stuffy nose, fatigue) occur frequently in most of us, going unnoticed unless we are taking some medication. Although it should be obvious that not all that happens during drug (or placebo) therapy is due to it, this distinction has been blurred to the point that I have even heard one investigator attribute a case of appendicitis to placebo administration."

V. Diskussion

In dem Placeboklassiker "The Powerful Placebo" kam H.K. Beecher aufgrund einer Durchsicht von 15 Studien mit insgesamt 1082 Patienten zu dem Ergebnis, es gebe einen Placeboeffekt (d.h. eine zufriedenstellende therapeutische Wirkung durch eine Placebobehandlung) bei 35,2 $\pm$ 2,2% der Patienten.
In der vorliegenden Arbeit wurden die von Beecher angeführten 15 Studien nochmals sorgfältig analysiert. Dabei ergaben sich folgende Ergebnisse:

1. Jene 15 Studien waren placebokontrollierte Arzneimittelprüfungen. Die positiven Verläufe unter Placebo erklärte Beecher *im nachhinein* als Placebo*effekte*; andere Erklärungsmöglichkeiten zog er nicht in Erwägung.

2. Das behauptete Ausmaß des Placeboeffekts in Höhe von 35,2 $\pm$ 2,2% errechnete Beecher als Mittelwert positiver Verläufe in den Placebogruppen. Diesen Prozentsatz gibt Beecher als den *Anteil der Patienten* aus, bei denen durch Placebobehandlung ein zufriedenstellender therapeutischer Erfolg erreicht worden sei. In der Originalliteratur betreffen diese Prozentsätze jedoch nur zum Teil Patientenzahlen, teilweise beziehen sie sich auch auf Präparategaben, Untersuchungstage, Anzahl von Hustern oder auf eine Gasmengenzunahme.

3. Positive Verläufe in der Placebogruppe lassen sich in jeder der 15 Studien restlos und mit großer Plausibilität erklären, *ohne* auf die zusätzliche Annahme einer Placebowirkung zurückgreifen zu müssen. Der von Beecher behauptete Placeboeffekt wurde jeweils von verschiedenen Faktoren vorgetäuscht. Diese Faktoren sind in der vorliegenden Arbeit ausführlich beschrieben.

Es ist also in der klassischen Arbeit von Beecher, die seit ihrem Erscheinen im Jahre 1955 als Beweis für die Existenz und das Ausmaß des Placeboeffekts angeführt wird, das Auftreten eines Placeboeffekts nicht belegt.

Da bei Beecher der Placeboeffekt vorgetäuscht war, stellt sich die Frage, ob entsprechende Vortäuschungsfaktoren auch in anderen Arbeiten auftreten, die als Nachweis des Placeboeffekts dienen.
In der hier vorliegenden Untersuchung wurden noch einzelne Studien durchgesehen, für die in den Zusammenstellungen von Haas [1959], Janke [1967] und Netter [1986] auffallend hohe Placeboeffekte angegeben worden waren. Auch in diesen Fällen waren die angegebenen

Placeboeffekte durch jene Faktoren vorgetäuscht. Es ließ sich in keiner der durchgesehenen Studien ein Hinweis auf Placeboeffekte finden.

Entsprechend verhielt es sich mit Placebo*neben*wirkungen, für die ebenfalls oft hohe Quoten genannt werden. Wie in Abschnitt IV/16 dargestellt, wurden diese Quoten durch die Publikationen von Green [1964] und Reidenberg & Lowenthal [1968] ihrer Basis enthoben. Zudem ergaben die beachtenswerten Analysen von McDonald et al. bei einer Zufallsauswahl von 30 placebokontrollierten Studien einen Placeboeffekt in der Größenordnung von Null. Hinzu kommt zuletzt, daß eine Analyse jüngster Placeboliteratur einschließlich von Untersuchungen zur Placebopharmakologie (d.h. Dosis-Wirkungs-Beziehungen, Carry-over-Effekte und Farbabhängigkeit der Placebowirkung) keinen tragfähigen Hinweis auf therapeutische Placeboeffekte ergab [Kienle & Kiene 1995].

Falls man nun angesichts dieser Ergebnisse die Hypothese aufstellen möchte, daß es den Placeboeffekt nicht gebe, so wäre diese Hypothese allerdings aus methodischen Gründen nicht beweisbar. Die Nicht-Existenz einer Sache nachzuweisen, ist nicht möglich***. Diese Tatsache legt, in Anbetracht der beschriebenen Ergebnisse, eine Umkehr der Beweislast nahe: **Es müßte die Existenz des Placeboeffekts erneut nachgewiesen werden.**

Welche **Verfahren** eignen sich zum Nachweis eines Placeboeffekts?

Eine erste Möglichkeit scheinen Studien zu sein, in denen neben einer Placebobehandlung zur Kontrolle auch eine **Nullbehandlung** durchgeführt wird. Bei derartigen Studien müßte beachtet werden:

- Beide Behandlungsarme müßten unter *vergleichbaren* Bedingungen stehen. (Es dürften z.B. nicht die besseren Verläufe in die Placebogruppen selektioniert werden etc.)
- Es müßte sichergestellt sein, daß tatsächlich ein *therapeutischer Effekt* getestet wird. Es muß deshalb das Prüfkriterium therapeutisch relevant sein.
- Es darf der Placeboeffekt nicht durch Gefälligkeitsauskünfte, konditionierte Antworten oder neurotische Fehlurteile vorgetäuscht werden. Man benötigt also, wenn möglich, ein *objektives* Prüfkriterium. Ist man allerdings auf die subjektive Einschätzung der Patienten angewiesen, so muß deren Urteilsfähigkeit geprüft und im nachhinein die Studie entblindet und das Ergebnis mit dem Patienten diskutiert werden.

*** In "Grundlagen der Logik" schreibt W. Siebel:
"Existenzurteile für sich gesehen sind problematisch. Daß es F, also irgendwelche bestimmte Dinge, wie z.B. Heidschnucken gibt, läßt sich empirisch feststellen. Eine solche Feststellung rechtfertigt ein Individualurteil. Dagegen ist eine Existenzverneinung wohl kaum mehr als eine empirische Feststellung anzusehen. Zum Beispiel ist die Behauptung "Die blaue Blume gibt es nicht" schwerlich aus der Erfahrung zu belegen. Die Aussage mag wahr sein, aber niemand kann ... das Universum durchwandern, Vergangenheit und Zukunft absuchen, um schließlich mit gutem Gewissen feststellen zu können, daß es die blaue Blume nicht gibt" [W.Siebel: Grundlagen der Logik 1975, S.116].

- Überdies müssen selbstverständlich die im Abschnitt II/1 ("Definition von Placebo und Placeboeffekt") angeführten Kriterien für das Anerkennen eines Placebos und Placeboeffekts beachtet werden.

Bei solchen Studien stellt sich allerdings folgendes **Problem**. J. Hornung [1994] unterscheidet zwei Placebotypen:

- ein Placebo Typ A, das in einer *therapeutischen Situation* gegeben wird (wobei dem Patienten das Placebo als wirksames Medikament deklariert wird) und
- ein Placebo Typ B, das in einer *klinischen Studie* als Kontrollpräparat gegeben wird (wobei der Patient darüber aufgeklärt wird, daß er mit 50%iger Wahrscheinlichkeit ein Placebo erhält).

Nun das Problem: Aus ethischen und gesetzlichen Gründen muß man, heute jedenfalls, bei jeder klinischen Studie die Patienten über Ziele und Ablauf der Studie **aufklären**. Man muß also bei einer Studie zum kontrollierten Vergleich einer Placebobehandlung und einer Nullbehandlung die Patienten darüber aufklären, daß in der Studie Placebos als wirksame Arzneimittel ausgegeben werden. Damit werden aber die Bedingungen für einen Placebo Typ A zerstört. Es kann also der Effekt eines Placebos vom Typ A im Rahmen einer klinischen Studie nicht überprüft werden.

Es bleiben folgende weitere Möglichkeiten, einen Placeboeffekt nachzuweisen:

- Man greift auf ältere Studien zurück, die eine Nullbehandlung mit beinhalten, in denen aber, da es noch keine Vorschriften gab, nicht aufgeklärt wurde. (Drei Studien mit Kontrollgruppe wurden auch in der vorliegenden Arbeit diskutiert, in keiner zeigte sich ein besserer Verlauf in der Placebogruppe als in der Kontrollgruppe.) Auch bei derartigen Studien muß sorgfältig geklärt werden, ob Täuschungsfaktoren vorliegen, ob z.B. die Patienten der Kontrollgruppe tatsächlich unbehandelt blieben usw.
- Man kann auch auf Einzelfallbeurteilungen einzelner Ärzte zurückgreifen, wobei allerdings deren Urteil hinsichtlich der Fragestellung und der Verfälschungsmöglichkeiten speziell geschult sein müßte.

Im weiteren wäre es interessant, die Relevanz des Placebos in der klinischen Praxis zu klären und eine epidemiologische Untersuchung zur Häufigkeit, zur Indikation und zur Intention von Placebogaben durchzuführen, insbesondere zu folgenden Fragen:

- Verabreicht der Arzt ein Placebo mit der Intention, den Krankheitsverlauf positiv zu beeinflussen?
- Oder verabreicht der Arzt ein Placebo mit der Intention, die Medikamentenforderung des Patienten zu erfüllen, ohne daß er von einer Aussicht auf eine positive Beeinflussung des Krankheitsverlaufs ausgeht?

Zuletzt sei an die Abschlußbemerkung aus L. Hollisters Artikel "Placebology: Sense and Nonsense" [1960] erinnert: "The whole story of placebo action is far from told and many intriguing avenues of investigation are in progress." – Vielleicht, so darf man nun abschließend hoffen, konnten die hier vorgelegten Untersuchungen und Darstellungen etwas beitragen zu dieser "whole story of placebo action".

VI. Zusammenfassung

Seit 40 Jahren, seit H.K. Beechers "The Powerful Placebo", wird die Existenz des Placeboeffekts als eine wissenschaftliche Tatsache angesehen. Diese Publikation Beechers ist die klassische Arbeit zum Placeboeffekt. Sie ist eine der meistzitierten Publikationen der medizinischen Weltliteratur. Beecher hatte hierin als erster das Ausmaß des Placeboeffekts quantitativ untersucht und mit einer Höhe von 15% bis 58% (durchschnittlich 35%) angegeben.

In der hier vorliegenden Arbeit wurden die von Beecher angeführten Studien sowie verschiedene andere Publikationen neuerlich hinsichtlich des Auftretens eines Placeboeffekts analysiert. Die notwendigen Bedingungen für das Anerkennen eines Placeboeffekts waren dabei:

1. Es muß überhaupt ein Placebo gegeben worden sein.
2. Es muß sich um einen Effekt, eine Wirkung der Placebogabe handeln, d.h., es darf nicht sein, daß das betreffende Phänomen auch ohne Placebogabe zustandegekommen wäre.
3. Das betreffende Phänomen muß für die Besserung der Erkrankung oder Symptomatik relevant sein, d.h., es muß ein therapeutisches Phänomen sein.

Die Analyse zeigte, daß (im Widerspruch zu Beechers Angaben und zu bisherigen Deutungen) **in keiner jener Studien ein Placeboeffekt belegt war**. Des weiteren zeigte sie, daß das Auftreten eines Placeboeffekts durch eine Vielzahl verschiedener Faktoren vorgetäuscht wird:

- Spontanverbesserungen,
- einseitige Nennung der Verbesserungen bei Verschweigen der Verschlechterungsquoten (Spontanschwankungen),
- "Regression to the Mean",
- Selektionseffekte,
- Skalierungseffekte,
- begleitende Therapiemaßnahmen,
- irrelevante Prüfkriterien,
- Gefälligkeitsauskünfte,
- konditionierte Antworten,
- psychosomatische Effekte,
- psychotherapeutische Effekte,
- neurotische und psychotische Urteile,
- Beispiele aus der Voodoo-Medizin,
- unkritischer Umgang mit Anekdoten,
- falsches Zitieren,
- falsche Interpretation von Alltagssymptomen ("Placebo-Nebenwirkungen").

Angesichts dieser Ergebnisse stellt sich abschließend die Frage, ob die Existenz des Placeboeffekts nicht lediglich eine medizinhistorische Illusion ist.

Literatur

Ader R. Conditioned Immunopharmacological Effects in Animals: Implications for a conditioning Model of Pharmacotherapy. In: Placebo – Theory, Research, and Mechanism. White L, Tursky B, Schwartz GE, eds. New York, London: Guilford Press 1985.

Affleck C, Eaton M, Mansfield E. The Action of a Medication and the Physician's Expectation. Nebraska SMJ, Aug. 1966; 331-4.

Albert H. Traktat über die kritische Vernunft. Tübingen: Mohr 1968;13.

Anschütz F. Placebo: Wirkung und Indikation. diagnostik 10: 1977; 3-6.

Beck FM. Placebos in Dentistry: Theirs Profound Potential Effects. JADA1977; 95: 1122-26.

Beecher HK. Die Plazebowirkung als unspezifischer Wirkungsfaktor im Bereich der Krankheit und der Krankenbehandlung. In: Placebo – das universelle Medikament? Gross F, Beecher HK, eds.. Paul-Martini-Stiftung der Medizinisch Pharmazeutischen Studiengesellschaft e.V. Mainz: Eggeprecht-Presse 1984.

Beecher HK et al. U.S. Armed Forces M.J. 1951; 2: 1269-76.

Beecher HK. The Powerful Placebo. JAMA 1955; 159 (17): 1602-6.

Beecher HK. Evidence for Increased Effectiveness of Placebos with Increased Stress. Amer J Physiol 1956; 187: 163-9.

Beecher HK, Keats A, Mosteller F, Lasagna L. The Effectiveness of oral Analgesics (Morphine, Codeine, Acetysalicylic Acid) and the Problem of Placebo "Reactors" and "Non-Reactors". J Pharmacol & Exper Therap 1953; 109 (4): 393-400.

Blomberg LH. Treatment of Disseminated Sclerosis with Active and Inactive Drugs. The Lancet 1957; Feb. 23: 431-2.

Brody H. Placebos and the Philosophy of Medicine – Clinical, Conceptual and Ethical Issues.The University of Chicago Press, 1980.

Bückert A, Niederberger W. Das Placeboproblem und seine Bedeutung für die klinische Prüfung von Arzneimitteln. Schweizerische Medizinische Wochenschrift 1963; 8: 344-9.

Clauser G, Klein H. Kritische Übersicht über das Placeboproblem. MMW 1957; 24: 896-901.

Clauser G. Über die seelischen Wirkungen der Arznei. Dtsch med Wschr 1956; 11: 370-5.

Clauser G, Walter A. Die Anwendung pharmakodynamisch neutraler Substanzen: Das sogenannte Placebo-Problem. Erg d Inn Med 1960; 13: 305-51.

Coe WS, Best M, Kinsman M. Veratrum Viride in the Treatment of Hypertensive Vascular Diesease. JAMA 1950; 143: 5-7.

Conferences on Therapy. The Use of Placebos in Therapy. N Y State J Med 1946; 46: 1718-27.

David C. The Effect of Regression to the Mean in Epidemiologic and Clinical Studies. American Journal of Epidemiology 1976; 104: 493-8.

Diehl HS. Medicinal Treatment of the Common Cold. J Am Med Ass 1933; 101 (26): 2042-9.

Dinnerstein A, Halm J. Modification of Placebo Effects by Means of Drugs: Effects of Aspirin and Placebos on Self-Rated Moods. J Abnorm Psychol 1970; 75: 308-14.

Dinnerstein A, Lowenthal M, Blitz B. The Interaction of Drugs with Placbos in the Control of Pain and Anxiety. Perspect Biol Med 1966; 66: 103-17.

Dölle W, Müller-Oerlinghausen B, Schwabe U. Grundlagen der Arzneimitteltherapie – Entwicklung, Beurteilung und Anwendung von Arzneimitteln. Mannheim, Wien, Zürich: Wissenschaftsverlag 1986.

Dyken M, White PT. Evaluation of Cortisone in the Treatment of Cerebral Infarction. JAMA 1956; December 22: 1531-4.

Ederer F. Serum Cholestreol Changes: Effects of Diet and Regression Toward the Mean. Journal of Chronic Diseases 1972; 25: 277-289.

Endres P (Chefarzt der Medizinischen Klinik II des Krankenhauses Sanderbusch in Sande). Persönliche Mitteilung an die Autorin.

Eimeren, van W. Im Placebo-Konzept implizite Vorstellungen über Wirksamkeit und deren Auswirkungen auf die Pharma-Markt-Gestaltung. In: Das Placebo-Problem. Hippius H, Überla K, Laakmann G, Hasford J, Hrsg. Stuttgart: Gustav Fischer 1986; 23-8.

Engel RR. Gibt es eine psychologisch inerte Behandlung? In: Das Placebo-Problem. Hippius H, Überla K, Laakmann G, Hasford J, Hrsg. Stuttgart: Gustav Fischer 1986; 107-16.

Evans W, Hoyle C. The Comparative Value of Drugs used in the Continuous Treatment of Angina Pectoris. Quarterly Journal of Medicine 1933; 7: 311-38.

Feinstein AR. Current Problems and Future Challenges in Randomized Trials. Circulation 1984; 70: 767-74.

Fischer HK, Barney MD. The Dynamics of Placebo Therapy: A clinical Study. Amer J Medical Sci 1956; November: 504-12.

Fisher S. The Placebo Reactor: Thesis, Antithesis, Synthesis and Hypothesis. Dis Nerv Syst 1967; 28: 510-5.

Fleck F. Entstehung und Entwicklung einer wissenschaftlichen Tatsache – Einführung in die Lehre von Denkstil und Denkkollektiv. Erstausgabe 1935. Frankfurt: Suhrkamp 1980; 1-190.

Foreign Letters. J Amer med Ass 1957; 163: 174.

Forth W. Diskussionsbeitrag zu: Engel RR. Gibt es eine psychologisch inerte Behandlung? In: Das Placebo-Problem. Hippius H, Überla K, Laakmann G, Hasford J, Hrsg. Stuttgart: Gustav Fischer 1986; 107-16.

Frank DR. Differentielle Pharmakopsychologie – Ein Beitrag zur Additivität des Placeboeffekts. Weinheim: Beltz 1982.

Frank JD. Persuasion and Healing. Baltimore: John Hopkins University Press 1961.

Fricke U. Placebo – ein Aspekt der Pharmakotherapie. Med Mo Pharm 1983; 6(12): 356–68.

Galton F. Regression towards Mediocrity in Hereditary Stature. Journal of the Anthropological Institute of Great Britain and Ireland 1885-86; 15: 246-63.

Gardner MJ, Heady JA. Some Effects of within Person Variability Epidemiology Studies. Journal of Chronic Diseases 1973; 26: 781-95.

Gay L, Carliner P. The Prevention and Treatment of Motion Sickness. Bull Johns Hopk Hosp 1949; 84: 470-87.

Glick BS. Placebo as Prognosticator. Diseas Nerv Syst 1967; 2: 737-43.

Gliedman LH, Gantt WH, Teitelbaum HA. Some Implications of Conditional Reflex Studies for Placebo Research. Am J Psychiatry 1957; 113: 1103-7.

Goethe H, Schepers U. Kinetosen und Reisekrankheiten. In: Medizin in Praxis und Klinik. Hornbostel H, Kaufmann W, Siegenthaler W, Hrsg. Stuttgart: Thieme 1985.

Goodman NG. Trijodothyronine and Placebo in the Treatment of Obesity. Med Ann Dist Columbia 1969; 38: 658-76.

Gravenstein J, Devloo R, Beecher HK. Effect of Antitussive Agents on Experimental and Pathological Cough in Man. Journal of Applied Physiology 1954; 7 (2): 119-39.

Green DM. Pre-existing Conditions, Placebo Reactions and "Side Effects". Annals of Internal Medicine 1964; 60(2): 255-65.

Greiner Th et al. A Method for the Evaluation of the Effects of Drugs on Cardiac Pain in Patients with Angina of Effort. A Study of Khellin (Visammin). American Journal of Medicine 1950; 9, 143-55.

Gross F, Beecher HK. Placebo – das universelle Medikament? Paul Marini Stiftung, Hrsg. Mainz 1984.

Grünbaum A. Explication and Implications of the Placebo Concept. In: Placebo – Theory, Research and Mechanisms. White L, Tursky B, Schwartz G, eds. New York, London: The Guilford Press 1985; 9-36.

Haas H, Fink H, Härtefelder G. Das Placeboproblem. In: Fortschritte der Arzneimittelforschung. Jucker E, Hrsg. Basel: Birkhäuser 1959; 279-454.

Hillis BR. The Assessment of Cough-Suppressing Drugs. The Lancet 1952; June 21: 1230-5.

Hippius H, Überla K, Laakmann G, Hasford J. Das Placebo-Problem. Stuttgart: Gustav Fischer 1986; 1-175.

Hoff F. Glanz und Elend der Therapie. Dtsch med Wschr 1961; 21(86): 1017-28.

Hollister L. Placebology: Sense and Nonsense. Current Therapeutic Research 1960; 2(9): 477-83.

Hornung J. Was ist ein Placebo? Die Bedeutung einer korrekten Definition für die klinische Forschung. Forschende Komplementärmedizin 1994; 1(4).

Janke W. Untersuchungen zur Placeboreaktivität: Vorhersagbarkeit der Reaktionen gesunder Personen auf Placebo mit Stimulans-Instruktion. In: Das Placebo-Problem. Hippius H, Überla K, Laakmann G, Hasford J, Hrsg. Stuttgart: Gustav Fischer 1986; 23-8.

Janke W. Experimentelle Untersuchungen zur psychischen Wirkung von Placebos bei gesunden Personen. Habilitationsschrift der Math.Nat.Fakultät der Universität Gießen, Gießen 1967 (unveröffentlicht).

Jellinek EM. Clinical Tests on Comparative Effectiveness of Analgesic Drugs. Biometrics 1946; 2(5): 87-91.

Kaplan HA, Machover S, Rabiner A. A Study of the Effectiveness of Drug Therapy in Parkinsonism. J Nerv Ment Dis 1954; 119: 338.

Kasich A, Fein H, Miller J. Comparative Effect of Phenaglycodol, Meprobamate, and a Placebo on the Irritable Colon. Amer J Digest Dis 1959; 4: 229-34.

Keats A, Beecher HK. Pain Relief with Hypnotic Doses of Barbiturates and a Hypothesis. J Pharmacol & Exper Therap 1950; 100: 1-13.

Keats A, Alessandro G, Beecher HK. A Controlled Study of Pain Relief by Intravenous Procaine. JAMA 1951; 147 (18): 1761-3.

Kiene H. Kritik der klinischen Doppelblindstudie. MMW-Taschenbuch. München: MMV Medizin 1993; 36.

Kienle G. Arzneimittelsicherheit und Gesellschaft – Eine kritische Untersuchung. Stuttgart: Schattauer 1974; 178.

Kienle G. Diskussionsbeitrag zu: Rahn KH. Bedeutung und Grenzen des Doppelblindversuchs. In: Bock KD, Hofmann L, Hrsg. Arzneimittelprüfung am Menschen. Braunschweig, Wiesbaden: Vieweg 1979; 124-34.

Kienle GS, Kiene H. Die Placeboliteratur ist meist nur eine Märchenstunde. In Vorbereitung zur Publikation.

Kohnen R, Lienert GA, Placebo-Effekte – Ein Phänomen der Untersuchungsmethode? In: Das Placeboproblem. Hippius H, Überla K, Laakmann G, Hasford J, Hrsg. Stuttgart: Gustav Fischer 1986; 49-60.

Kuschinsky K. Konditionierung von Pharmakoneffekten. Ein Weg zur Erforschung von Placebowirkungen. Dtsch Med Wschr 1989; 114(30): 1171-4.

Langer G. Placebo: Jenseits von "Schein" und "Störgröße" – Argumente für die Aufwertung eines bedeutenden protherapeutischen Begriffes ("Aura curae"). Wiener klinische Wochenschrift (Suppl.) 1987; 175: 3-20.

Lasagna L, Felsinger J v, Beecher HK. Drug-induced Mood Changes in Man. 1. Observations on Healthy Subjects, Chronically Ill Patients, and "Postaddicts". JAMA 1955; 157 (12): 1006-20.

Lasagna L, Mosteller F, Felsinger J, Beecher HK. A Study of the Placebo Response. American Journal of Medicine, 1954; June: 770-9.

Lehmann HE. The Placebo Response and the Double-blind Study. In: Hoch PH, Zubin J, eds. The evaluation of psychiatric treatment. New York: Crune & Stratton 1964.

Lehmann HE, Knight DA. Placebo-proneness and Placebo-resistance of Different Psychological Functions. Psychiat Quart 1960; 34: 505-16.

LeRoy GV. The Effectiveness of Xanthine Drugs in the Treatment of Angina Pectoris. J Amer med Ass 1941; 116: 921.

LeShan Lawrence. Diagnose Krebs, Wendepunkt und Neubeginn. Stuttgart: Klett-Cotta 1993.

Liberman R. An Analysis of the Placebo Phenomenon. Journal of Chronic Diseases 1962; 15: 761-83.

Lichstein J, DeCosta Mayer J, Hauch EW. Efficacy of Methantheline (Banthine) Bromide in Therapy of the Unstable Colon. JAMA 1955; June 25: 634-7.

McDonald C, Mazzuca S, McCabe G. How much of the Placebo 'Effect' ist really Statistical Regression? Statistics in Medicine 1983; 2: 417-27.

Meister W, Niebel J. Mißbrauch und internistische Indikationen der Placebotherapie. In: Das Placebo-Problem. Hippius H, Überla K, Laakmann G, Hasford J, Hrsg. Stuttgart: Gustav Fischer 1986; 127-32.

Melmed RN, Beer G, Roth D, Edelstein EL. Montaigne's Insight: "Placebo Effect and Symptom Anticipation are two Sides of the Same Coin". The Lancet 1986; December 20/27: 1448-9.

Meyer UA; Kindli R. Plazebos und Nozebos. Therapeutische Umschau 1989; 46(8): 544-54.

Muntaner C et al. Placebo Responses to Cocaine Administration in Humans: Effects of Prior Administrations and Verbal Instructions. Psychopharmacology 1989; 99: 282-6.

Netter P. Systematik der am Placeboeffekt beteiligten Faktoren und Beispiel für ihre statistischen Wirkungen und Wechselwirkungen. In: Das Placebo-Problem. Hippius H, Überla K, Laakmann G, Hasford J, Hrsg. Stuttgart: Gustav Fischer 1986.

Netter P, Classen W, Feingold E. Das Placeboproblem. In: Grundlagen der Arzneimitteltherapie – Entwicklung, Beurteilung und Anwendung von Arzneimitteln. Dölle W, Müller-Oerlinghausen B, Schwabe U, Hrsg. Mannheim, Wien, Zürich: Wissenschaftsverlag 1986; 355-66.

Park LC, Covi L. Non-blind Placebo Trial. Arch Gen Psychiat 1965; 12: 336.

Parloff M. Placebo Controls in Psychotherapy Research: A Sine Qua Non or a Placebo for Research Problems? Journal of Consulting and Clinical Psychology 1986; 54(1): 79-87.

Patterson CH. Divergence and Convergence on Psychotherapy. Am J Psychother 1967; 21: 4-17.

Peck C, Coleman G. Implications of Placebo Theory for Clinical Research and Practice in Pain Management. Theoretical Medicine 1991; 2(3): 247-70.

Peek CJ. A Critical Look at the Theory of Placebo. Biofeedback and Self-Regulation 1977; 2(4): 327-35.

Pepper OH. A Note on the Placebo. Amer J Pharmacy 1945; 117: 409.

Pogge RC. The Toxic Placebo. Part I – Side and Toxic Effects Reported During the Administration of Placebo Medicine. Part II – The Case of the Partial Patient. Medical Times 1963; 91(8): 773-81.

Reidenberg M, Lowenthal D. Adverse Nondrug Reactions. N Engl J Med 1968; 13 (Sept.26): 678-9.

Report of Research Council Working Party on Mild to Moderate Hypertension. Randomised Controlled Trial of Treatment for Mild Hypertension: Design and Pilot Trial. British Medical Journal, 1977; June 4: 1437-40.

Rickels K. Psychopharmacologic Agents: A Clinical Psychiatrists Individualistic Point of View: Patient and Doctor Variables. J nerv ment Dis 1963; 136: 540-9.

Roberts AH, Kewman DG, Mercier L, Hovell M. The Power of Nonsepcific Effects in Healing: Implications for Psychosocial and Biological Treatments. Clinical Psychology Review 1993; 13: 1- 17.

Schachter S, Singer JE. Cognitive, Social, and Physiological Determinants of Emotional State- Psychol Rev 1962; 69: 379-99.

Schachter S. The Interaction of Cognitive and Physiological Determinants of Emotional State. In: Berkowitz L (ED.). Advances in Experimental Social Psychology. Vol.1. New York: Academic Press 1964.

Schindel L. Placebo und Placebo-Effekte in Klinik und Forschung. Arzneimittelforschung 1967; 17: 892-918.

Senger H. The "Placebo" Effect of Psychotherapy: A Moose in the Rabbit Stew. American Journal of Psychotherapy 1987; XLI(1): 68-81.

Shapiro AK. A Historic and Heuristic Definition of the Placebo. Psychiatry 1964; 27(1): 52-8.

Shapiro ML, Chassan J, Morris L, Frick BS, Frick R.. Placebo-induced Side-effects. Journal of Operational Psychiatry 1974; 6(1): 43-6.

Shapiro AK, Morris LA. The Placebo Effect in Medical and Psychological Therapies. In: Handbook of Psychotherapy and Behavior Change, an Empirical Analysis, 2nd ed. New York: Wiley & Sons 1978; 369-411.

Shepard DS. Reliability of Blood Pressure Measurements: Implications for Designing and Evaluating Programs to Control Hypertension. Journal of Chronic Diseases 1981; 34: 191-209.

Siegel S. Drug-Anticipatory Responses in Animals. In: White L, Tursky B, Schwartz GE: Placebo – Theory, Research, and Mechanism. New York, London: Guilford Press 1985.

Torrey E. The Mind Game: Witchdoctors and Psychiatrists. New York: Bantam 1972.

Travell J, Rinzler SH, Bakst H, Benjamin ZH, Bobb A. Comparison of Effects of Alpha-Tocopherol and a Matching Placebo on Chest Pain in Patients with Heart Disease. Ann New York Acad Sc 1949; 52: 345-53.

Turkhan JS, Brady JV. Mediational Theory of the Placebo Effect. In: White L, Tursky B, Schwartz GE. Placebo – Theory, Research, and Mechanism.New York, London: Guilford Press 1985.

Tyler DB. The Influence of a Placebo, Body Position and Medication on Motion Sickness. American Journal of Physiology 1946; 146: 458-66.

Veterans Administration. Minutes of the Fifth Streptomycin Conference; Knickerbocker Hotel, Chicago, Illinois; April 15,16,17 and 18, 1948.

Voudouris NJ. The Role of Conditioning and Verbal Expectancy in the Placebo Response. Pain 1990; 43 (1): 121-8.

Weiss RF. Lehrbuch der Phytotherapie. Hippokrates-Verlag 6.Auflage. S.375, 1985 O'Connell S. The Placebo Effect and Psychotherapy. Psychotherapy: Theo Res Pract 1983; 20: 337-45.

Wells RF. Use of Reserpine (Serpasil) in the Management of Chronic Alcoholism. JAMA 1957; 163(6): 426-9.

White L, Tursky B, Schwartz GE. Placebo – Theory, Research, and Mechanisms. New York, London: The Guilford Press 1985; 1-474.

Wickramasekera I. Conditioned Response Model of the Placebo Effect: Predictions from the Model. In: Placebo – Theory, Research, and Mechanism. White L, Tursky B, Schwartz GE, eds. New York, London: Guilford Press 1985.

Wolf S, Pinsky RH. Effects of Placebo Administration and Occurrence of Toxic Reactions. JAMA 1954; 155 (4): 339-41.

Wolf S. The Pharmacology of Placebos. Pharmacological Review 1959; 11: 689-704.

Wolf S. Effects of Suggestion and Conditioning on the Action of Chemical Agents in Human Subjects: The Pharmacology of Placebos. Journal of Clinical Investigation 29: 100-109, 1950d Mechanism. New York, London: Guilford Press 1985.

Sachverzeichnis